심부조직 마사지의 질환별 적용

저자 조성연, 강선구, 강경희, 최연주

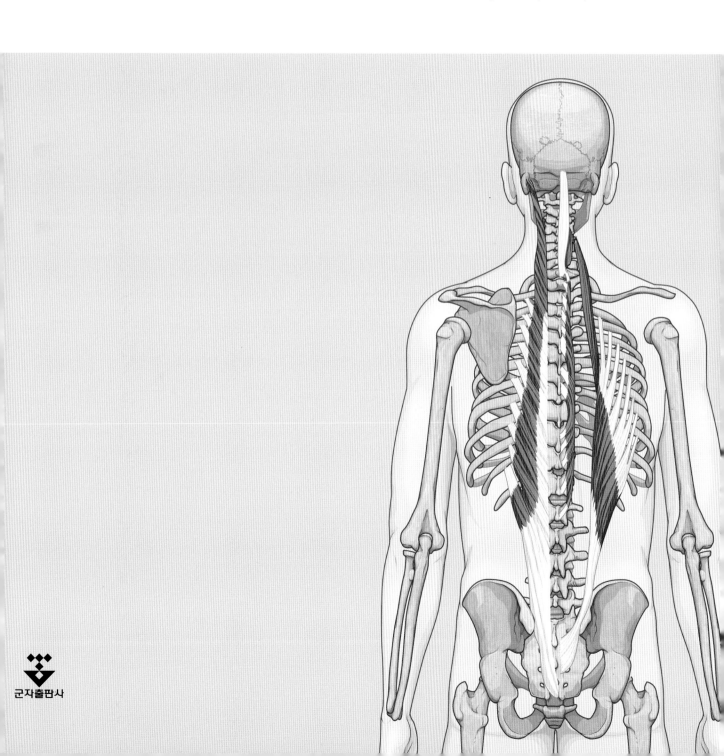

군자출판사

저자소개 *Author introduction*

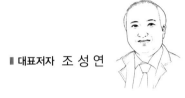

▌ **대표저자 조 성 연**

고려대학교 의과대학 졸업
고려대학교 체육대학원 박사 과정 수료
뉴질랜드 The University of Auckland 대학원 스포츠과학 석사
경희대학교 대학원 의학 박사

2004 아테네 올림픽 국가대표 팀닥터
現 국가대표 팀닥터
現 고려대 의과대학 / 연세대 의과대학 / 건국대 의과대학 / 삼성의료원 울산의대 의과대학 외래 교수
現 대학 스포츠 의학회 이사
現 하늘병원 원장

▌ **공동저자**

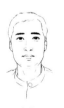

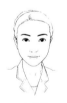

강선구
하늘병원 | 이사

강경희
하늘병원 | 연구원

최연주
하늘병원 | 연구원

저자서문 *preface*

우리 몸의 근골격계는 잘못된 자세, 과사용, 외부의 충격, 스트레스 등에 의해 경직, 단축 또는 부정렬이 유발될 수 있으며, 이로 인해 통증과 운동제한 등이 발생된다. 이러한 문제를 해결하기 위해 의학적, 물리적, 운동학적 등과 같은 다양한 방법들이 적용되고 있는데, 그 중 통증을 완화시키기 위해 인간이 본능적으로 행했던 두드리고 주무르는 등의 행위를 과학적이고 체계적으로 정립해 놓은 마사지(Massage) 기법이 널리 사용되고 있다.

질환자를 대상으로 마사지를 할 경우 질환에 대한 기본적인 이해와 이에 따른 질환별 차별화된 기법이 적용되어야 통증을 경감시키고 질환을 호전시킬 수 있다. 그런데 필자는 임상에서 환자를 치료하고 다수의 강의를 하면서 현재 출판된 마사지 관련 서적들이 질환에 따른 적용 방법에 대한 언급이나 제공하는 정보가 다소 부족한 것 같아 평소 매우 아쉬웠었다.

따라서 이 책을 통해 비교적 발생빈도가 높은 근골격계질환에 대해 소개하고, 그러한 질환들의 통증완화에 도움이 되는 마사지 기법들을 필자의 임상경험을 바탕으로 질환별로 분류하여 사진과 함께 적용 방법을 간결하게 기술하였다.

이 책이 현장에서의 활용 및 이해를 도울 수 있길 간절히 바라본다.

목차 *Contents*

PART I   ● ● ● 01
심부조직 마사지 전 꼭 알아야 할 근육학

PART III

● ● ● 91

질환별 심부조직 마사지와 운동

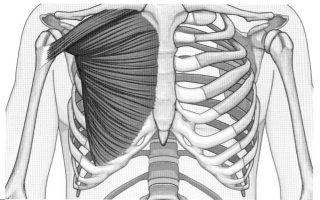
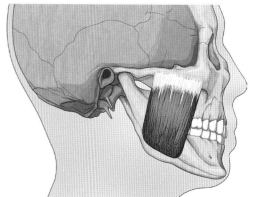

I

심부조직 마사지의 질환별 적용

심부조직 마사지 전 꼭 알아야 할 근육학

미리 보는 근골격계

우리 몸을 구성하고 있는 근골격계

우리 몸의 근골격계는 잘못된 자세, 과사용, 외부의 충격, 스트레스 등에 의해 경직, 단축 또는 부정렬이 유발될 수 있으며, 이로 인해 통증과 운동제한 등이 발생된다. 이러한 문제를 해결하기 위해 의학적, 물리적, 운동학적 등과 같은 다양한 방법들이 적용되고 있는데, 그 중 통증을 완화시키기 위해 인간이 본능적으로 행했던 두드리고 주무르는 등의 행위를 과학적이고 체계적으로 정립해 놓은 마사지(Massage) 기법이 널리 사용되고 있다.

마사지는 통증 또는 운동제한이 일어난 부위나 그 주변 조직에 물리적 자극을 가해 혈액순환을 촉진시키고 이완시켜 통증 감소와 운동기능 및 자세 회복에 도움을 준다. 하지만 근골격계에 대한 기본적인 이해 없이 마사지를 적용한다면 오히려 통증 및 질환을 악화시킬 수 있다.

 따라서 마사지 적용에 앞서 우리 몸을 구성하고 있는 근골격계를 살펴보고 근골격계 통증 및 질환과 관련된 근육의 특성에 대해 이해하는 것이 필요하다. 이에 본 장에서는 이러한 문제 발생을 사전에 방지하기 위해서 마사지 전 꼭 알아야 할 근골격계의 해부학적 특성 및 통증유발 원인 등에 대해 정리하였다.

골격계 (The Skeletal System)

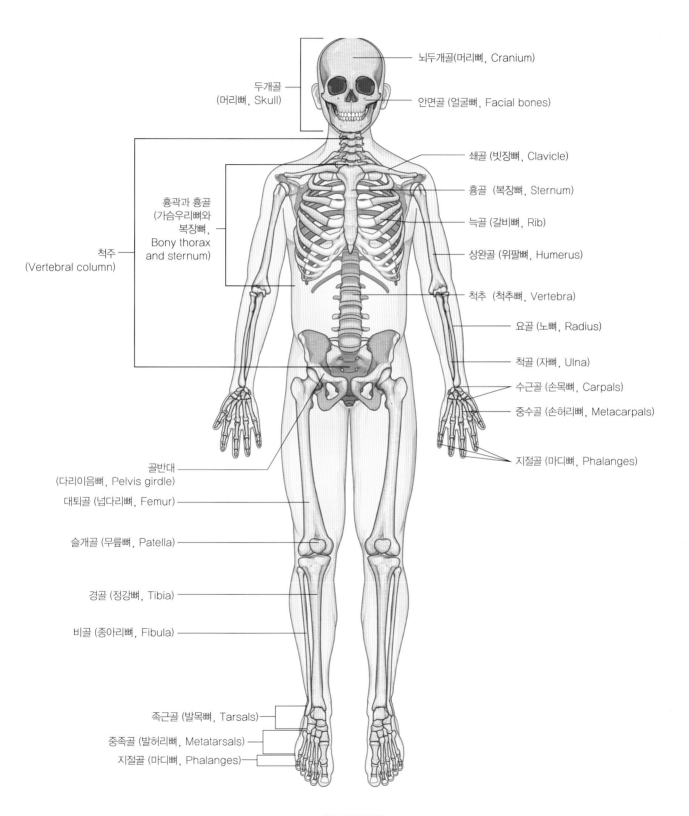

두개골
(머리뼈, Skull)

뇌두개골(머리뼈, Cranium)

안면골 (얼굴뼈, Facial bones)

쇄골 (빗장뼈, Clavicle)

흉골 (복장뼈, Sternum)

늑골 (갈비뼈, Rib)

상완골 (위팔뼈, Humerus)

흉곽과 흉골
(가슴우리뼈와
복장뼈,
Bony thorax
and sternum)

척추 (척추뼈, Vertebra)

척주
(Vertebral column)

요골 (노뼈, Radius)

척골 (자뼈, Ulna)

수근골 (손목뼈, Carpals)

중수골 (손허리뼈, Metacarpals)

지절골 (마디뼈, Phalanges)

골반대
(다리이음뼈, Pelvis girdle)

대퇴골 (넙다리뼈, Femur)

슬개골 (무릎뼈, Patella)

경골 (정강뼈, Tibia)

비골 (종아리뼈, Fibula)

족근골 (발목뼈, Tarsals)

중족골 (발허리뼈, Metatarsals)

지절골 (마디뼈, Phalanges)

▌골격 (전면)

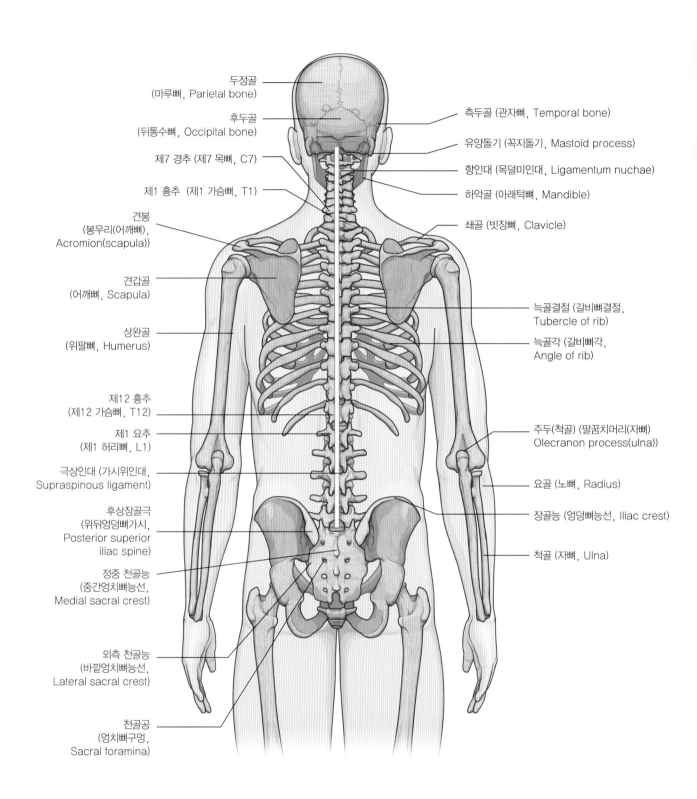

두정골
(마루뼈, Parietal bone)

후두골
(뒤통수뼈, Occipital bone)

제7 경추 (제7 목뼈, C7)

제1 흉추 (제1 가슴뼈, T1)

견봉
(봉우리(어깨뼈),
Acromion(scapula))

견갑골
(어깨뼈, Scapula)

상완골
(위팔뼈, Humerus)

제12 흉추
(제12 가슴뼈, T12)

제1 요추
(제1 허리뼈, L1)

극상인대 (가시위인대,
Supraspinous ligament)

후상장골극
(위뒤엉덩뼈가시,
Posterior superior
iliac spine)

정중 천골능
(중간엉치뼈능선,
Medial sacral crest)

외측 천골능
(바깥엉치뼈능선,
Lateral sacral crest)

천골공
(엉치뼈구멍,
Sacral foramina)

측두골 (관자뼈, Temporal bone)

유양돌기 (꼭지돌기, Mastoid process)

항인대 (목덜미인대, Ligamentum nuchae)

하악골 (아래턱뼈, Mandible)

쇄골 (빗장뼈, Clavicle)

늑골결절 (갈비뼈결절,
Tubercle of rib)

늑골각 (갈비뼈각,
Angle of rib)

주두(척골) (팔꿈치머리(자뼈)
Olecranon process(ulna))

요골 (노뼈, Radius)

장골능 (엉덩뼈능선, Iliac crest)

척골 (자뼈, Ulna)

▌골격 (후면)

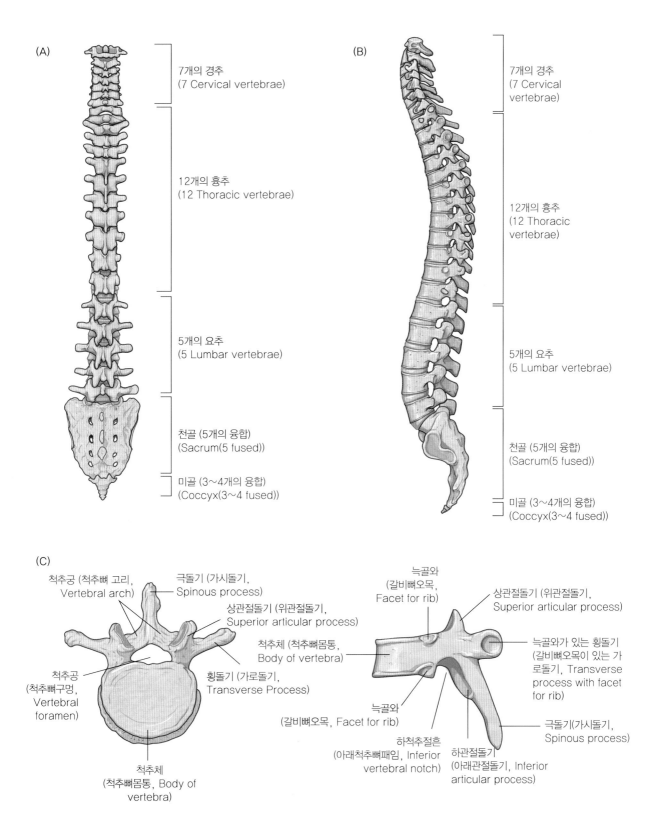

(A)

7개의 경추
(7 Cervical vertebrae)

12개의 흉추
(12 Thoracic vertebrae)

5개의 요추
(5 Lumbar vertebrae)

천골 (5개의 융합)
(Sacrum(5 fused))

미골 (3~4개의 융합)
(Coccyx(3~4 fused))

(B)

7개의 경추
(7 Cervical
vertebrae)

12개의 흉추
(12 Thoracic
vertebrae)

5개의 요추
(5 Lumbar vertebrae)

천골 (5개의 융합)
(Sacrum(5 fused))

미골 (3~4개의 융합)
(Coccyx(3~4 fused))

(C)

척추궁 (척추뼈 고리,
Vertebral arch)

극돌기 (가시돌기,
Spinous process)

상관절돌기 (위관절돌기,
Superior articular process)

척추체 (척추뼈몸통,
Body of vertebra)

횡돌기 (가로돌기,
Transverse Process)

척추공
(척추뼈구멍,
Vertebral
foramen)

척추체
(척추뼈몸통, Body of
vertebra)

늑골와
(갈비뼈오목,
Facet for rib)

상관절돌기 (위관절돌기,
Superior articular process)

늑골와가 있는 횡돌기
(갈비뼈오목이 있는 가
로돌기, Transverse
process with facet
for rib)

늑골와
(갈비뼈오목, Facet for rib)

극돌기(가시돌기,
Spinous process)

하척추절흔
(아래척추뼈패임, Inferior
vertebral notch)

하관절돌기
(아래관절돌기, Inferior
articular process)

▌(A) 후면, (B) 측면, (C) 척추: 요추 (상면)와 흉추 (외측면)

■ (A) 전면, (B) 측면

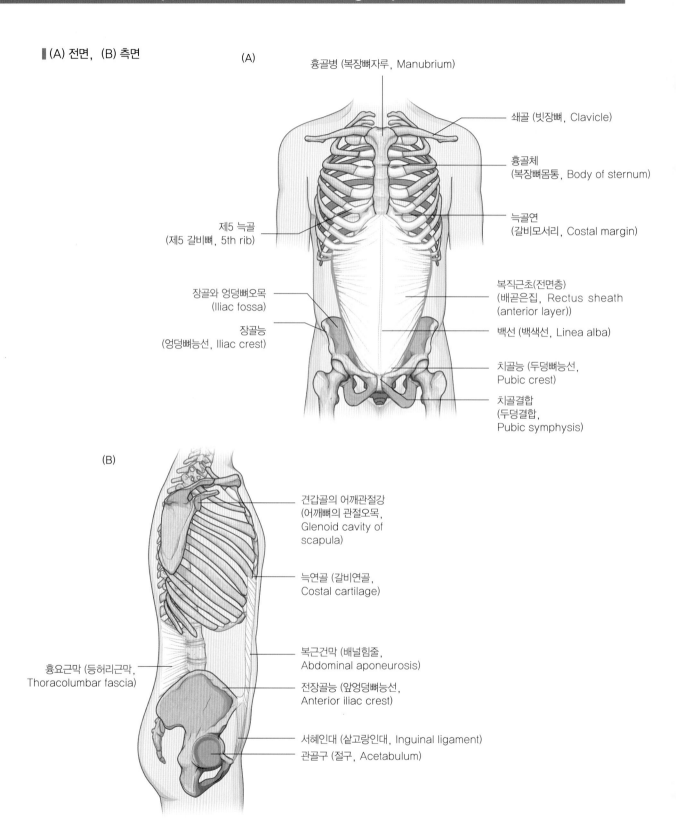

(A)

흉골병 (복장뼈자루, Manubrium)

쇄골 (빗장뼈, Clavicle)

흉골체
(복장뼈몸통, Body of sternum)

늑골연
(갈비모서리, Costal margin)

제5 늑골
(제5 갈비뼈, 5th rib)

복직근초(전면층)
(배곧은집, Rectus sheath
(anterior layer))

장골와 엉덩뼈오목
(Iliac fossa)

백선 (백색선, Linea alba)

장골능
(엉덩뼈능선, Iliac crest)

치골능 (두덩뼈능선,
Pubic crest)

치골결합
(두덩결합,
Pubic symphysis)

(B)

견갑골의 어깨관절강
(어깨뼈의 관절오목,
Glenoid cavity of
scapula)

늑연골 (갈비연골,
Costal cartilage)

복근건막 (배널힘줄,
Abdominal aponeurosis)

흉요근막 (등허리근막,
Thoracolumbar fascia)

전장골능 (앞엉덩뼈능선,
Anterior iliac crest)

서혜인대 (샅고랑인대, Inguinal ligament)
관골구 (절구, Acetabulum)

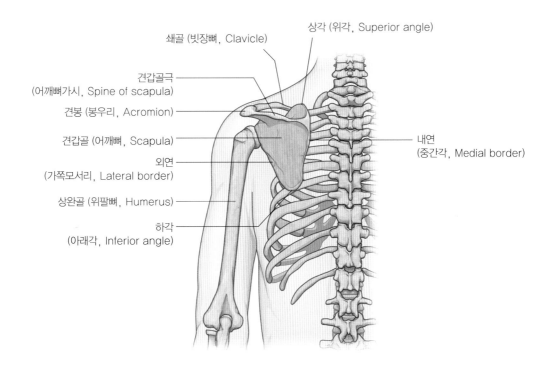

쇄골 (빗장뼈, Clavicle)

상각 (위각, Superior angle)

견갑골극
(어깨뼈가시, Spine of scapula)

견봉 (봉우리, Acromion)

견갑골 (어깨뼈, Scapula)

외연
(가쪽모서리, Lateral border)

상완골 (위팔뼈, Humerus)

하각
(아래각, Inferior angle)

내연
(중간각, Medial border)

▌견갑골 (후면)

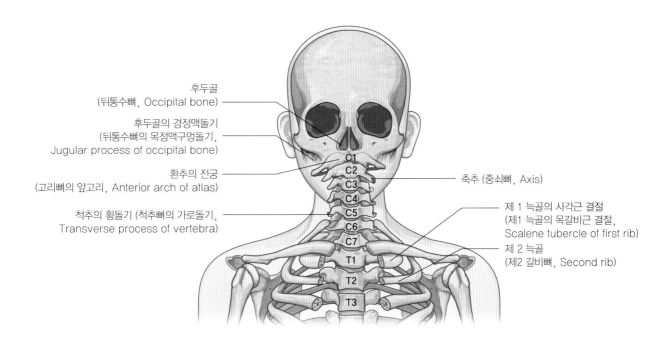

후두골
(뒤통수뼈, Occipital bone)

후두골의 경정맥돌기
(뒤통수뼈의 목정맥구멍돌기,
Jugular process of occipital bone)

환추의 전궁
(고리뼈의 앞고리, Anterior arch of atlas)

척추의 횡돌기 (척추뼈의 가로돌기,
Transverse process of vertebra)

축추 (중쇠뼈, Axis)

제 1 늑골의 사각근 결절
(제1 늑골의 목갈비근 결절,
Scalene tubercle of first rib)

제 2 늑골
(제2 갈비뼈, Second rib)

▌두개골에서 흉골까지 (전면, 하악골과 상악골 제거)

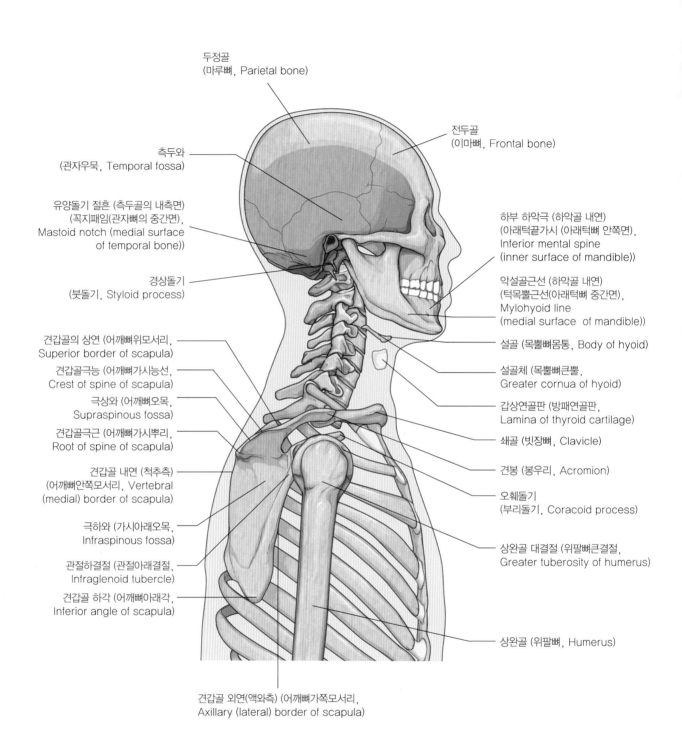

두정골
(마루뼈, Parietal bone)

전두골
(이마뼈, Frontal bone)

측두와
(관자우묵, Temporal fossa)

유양돌기 절흔 (측두골의 내측면)
(꼭지패임(관자뼈의 중간면),
Mastoid notch (medial surface
of temporal bone))

하부 하악극 (하악골 내연)
(아래턱끝가시 (아래턱뼈 안쪽면),
Inferior mental spine
(inner surface of mandible))

경상돌기
(붓돌기, Styloid process)

악설골근선 (하악골 내연)
(턱목뿔근선(아래턱뼈 중간면),
Mylohyoid line
(medial surface of mandible))

견갑골의 상연 (어깨뼈위모서리,
Superior border of scapula)

설골 (목뿔뼈몸통, Body of hyoid)

견갑골극능 (어깨뼈가시능선,
Crest of spine of scapula)

설골체 (목뿔뼈큰뿔,
Greater cornua of hyoid)

극상와 (어깨뼈오목,
Supraspinous fossa)

갑상연골판 (방패연골판,
Lamina of thyroid cartilage)

견갑골극근 (어깨뼈가시뿌리,
Root of spine of scapula)

쇄골 (빗장뼈, Clavicle)

견갑골 내연 (척추측)
(어깨뼈안쪽모서리, Vertebral
(medial) border of scapula)

견봉 (봉우리, Acromion)

오훼돌기
(부리돌기, Coracoid process)

극하와 (가시아래오목,
Infraspinous fossa)

관절하결절 (관절아래결절,
Infraglenoid tubercle)

상완골 대결절 (위팔뼈큰결절,
Greater tuberosity of humerus)

견갑골 하각 (어깨뼈아래각,
Inferior angle of scapula)

상완골 (위팔뼈, Humerus)

견갑골 외연(액와측) (어깨뼈가쪽모서리,
Axillary (lateral) border of scapula)

▌두개골에서 상완골까지 (측면)

근육계 (The Muscular System)

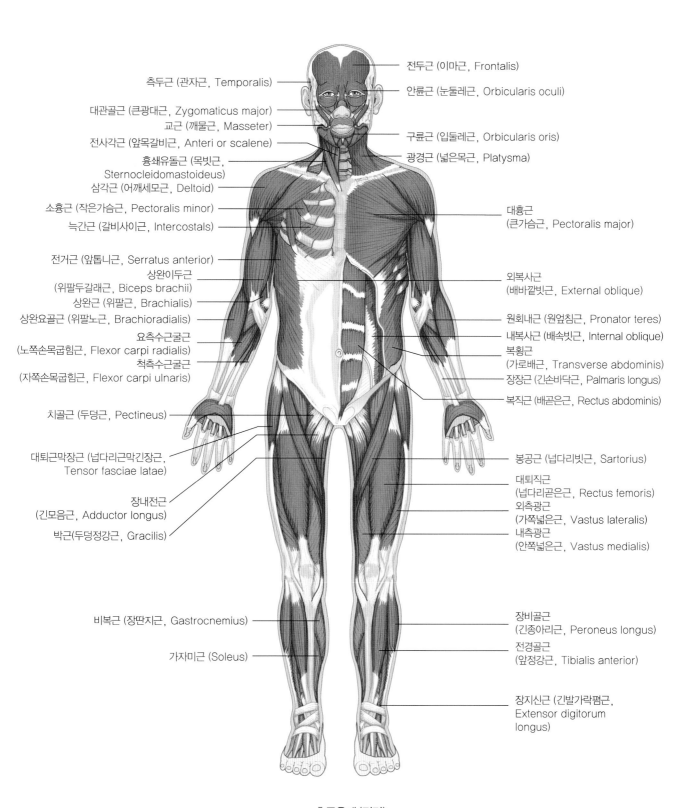

측두근 (관자근, Temporalis)

대관골근 (큰광대근, Zygomaticus major)

교근 (깨물근, Masseter)

전사각근 (앞목갈비근, Anteri or scalene)

흉쇄유돌근 (목빗근, Sternocleidomastoideus)

삼각근 (어깨세모근, Deltoid)

소흉근 (작은가슴근, Pectoralis minor)

늑간근 (갈비사이근, Intercostals)

전거근 (앞톱니근, Serratus anterior)

상완이두근 (위팔두갈래근, Biceps brachii)

상완근 (위팔근, Brachialis)

상완요골근 (위팔노근, Brachioradialis)

요측수근굴근 (노쪽손목굽힘근, Flexor carpi radialis)

척측수근굴근 (자쪽손목굽힘근, Flexor carpi ulnaris)

치골근 (두덩근, Pectineus)

대퇴근막장근 (넙다리근막긴장근, Tensor fasciae latae)

장내전근 (긴모음근, Adductor longus)

박근(두덩정강근, Gracilis)

비복근 (장딴지근, Gastrocnemius)

가자미근 (Soleus)

전두근 (이마근, Frontalis)

안륜근 (눈둘레근, Orbicularis oculi)

구륜근 (입둘레근, Orbicularis oris)

광경근 (넓은목근, Platysma)

대흉근 (큰가슴근, Pectoralis major)

외복사근 (배바깥빗근, External oblique)

원회내근 (원엎침근, Pronator teres)

내복사근 (배속빗근, Internal oblique)

복횡근 (가로배근, Transverse abdominis)

장장근 (긴손바닥근, Palmaris longus)

복직근 (배곧은근, Rectus abdominis)

봉공근 (넙다리빗근, Sartorius)

대퇴직근 (넙다리곧은근, Rectus femoris)

외측광근 (가쪽넓은근, Vastus lateralis)

내측광근 (안쪽넓은근, Vastus medialis)

장비골근 (긴종아리근, Peroneus longus)

전경골근 (앞정강근, Tibialis anterior)

장지신근 (긴발가락폄근, Extensor digitorum longus)

▮ 근육계 (전면)

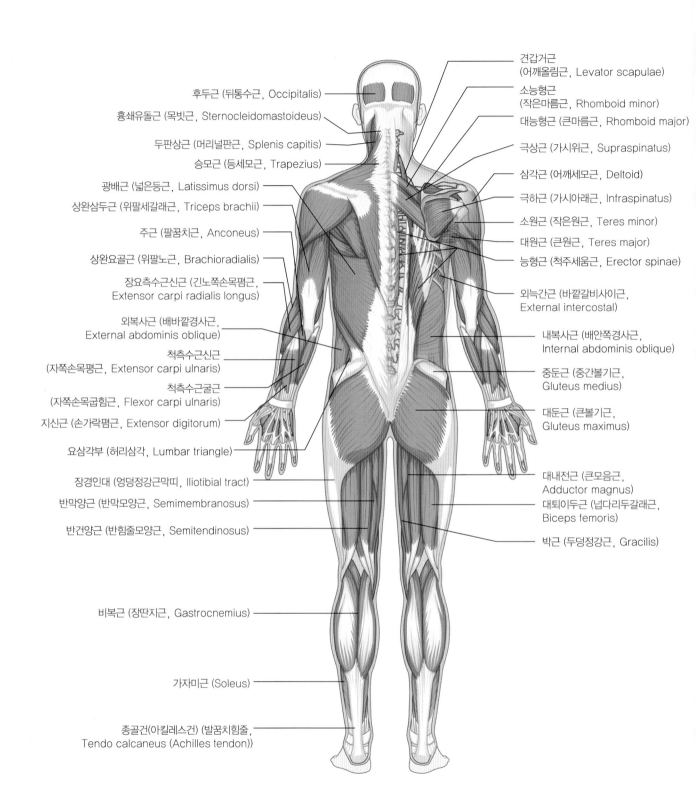

후두근 (뒤통수근, Occipitalis)

흉쇄유돌근 (목빗근, Sternocleidomastoideus)

두판상근 (머리널판근, Splenis capitis)

승모근 (등세모근, Trapezius)

광배근 (넓은등근, Latissimus dorsi)

상완삼두근 (위팔세갈래근, Triceps brachii)

주근 (팔꿈치근, Anconeus)

상완요골근 (위팔노근, Brachioradialis)

장요측수근신근 (긴노쪽손목폄근,
Extensor carpi radialis longus)

외복사근 (배바깥경사근,
External abdominis oblique)

척측수근신근
(자쪽손목폄근, Extensor carpi ulnaris)

척측수근굴근
(자쪽손목굽힘근, Flexor carpi ulnaris)

지신근 (손가락폄근, Extensor digitorum)

요삼각부 (허리삼각, Lumbar triangle)

장경인대 (엉덩정강근막띠, Iliotibial tract)

반막양근 (반막모양근, Semimembranosus)

반건양근 (반힘줄모양근, Semitendinosus)

비복근 (장딴지근, Gastrocnemius)

가자미근 (Soleus)

종골건(아킬레스건) (발꿈치힘줄,
Tendo calcaneus (Achilles tendon))

견갑거근
(어깨올림근, Levator scapulae)

소능형근
(작은마름근, Rhomboid minor)

대능형근 (큰마름근, Rhomboid major)

극상근 (가시위근, Supraspinatus)

삼각근 (어깨세모근, Deltoid)

극하근 (가시아래근, Infraspinatus)

소원근 (작은원근, Teres minor)

대원근 (큰원근, Teres major)

능형근 (척주세움근, Erector spinae)

외늑간근 (바깥갈비사이근,
External intercostal)

내복사근 (배안쪽경사근,
Internal abdominis oblique)

중둔근 (중간볼기근,
Gluteus medius)

대둔근 (큰볼기근,
Gluteus maximus)

대내전근 (큰모음근,
Adductor magnus)

대퇴이두근 (넙다리두갈래근,
Biceps femoris)

박근 (두덩정강근, Gracilis)

▌근육계 (후면)

1 얼굴 및 목 근육

교근 (Masseter)

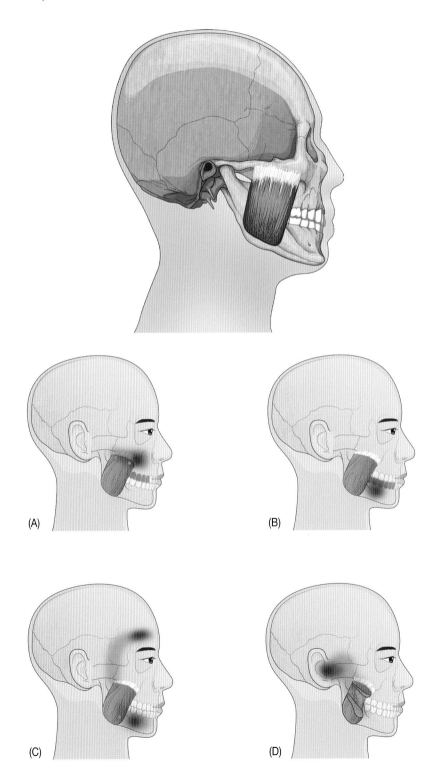

(A)

(B)

(C)

(D)

기시부 (Origin)

협골궁

정지부 (Insertion)

하악골 외측면

기능/작용 (Action)

턱을 닫음, 치아 꽉 물기, 하악골을 옆으로 움직이는 것을 보조

적응증 (Indications)

입 벌림 장애(Trismus), 턱관절 통증, 긴장성 또는 스트레스 두통, 귀 통증, 동측성 이명, 치통

통증 원인과 활성화 요인

① 지속적이고 반복적인 과로와 피로
② 딱딱한 음식물을 씹었을 때 교근의 갑작스러운 수축에 의한 손상
③ 턱관절의 부정교합
④ 습관적인 구강 호흡

흉쇄유돌근 (Sternocleldomastoldeus, SCM)

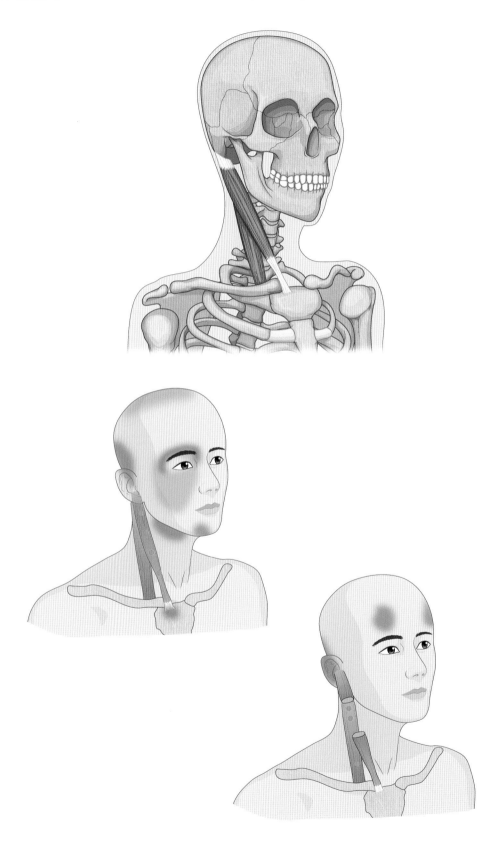

기시부 (Origin)

흉두골: 상부 흉골의 전면부
쇄골두: 쇄골 내측 1/3

정지부 (Insertion)

측두골의 유양 돌기

기능/작용 (Action)

동시수축: 목의 굴곡(머리를 앞으로 당김)
한 쪽만 수축: 외측굴곡과 반대방향으로 회전

적응증 (Indications)

긴장성 두통, 편타성 손상 증후군(Whiplash injury), 뻣뻣한 목, 비전형 안면통(Atypical facial pain),
숙취성 두통, 현기증, 공간 인식력 저하

통증 원인과 활성화 요인

① 높은 베개를 사용할 경우
② 자동차 사고 시 후방에서 충돌이 일어나는 경우 순간적으로 흉쇄유돌근의 이완성 긴장이 일어남
③ 오랜 시간 동안 머리를 과신전하거나 지속적으로 한 쪽으로 머리를 기울이는 동작

▌흉쇄유돌근 촉진 ▌

머리를 한쪽으로 돌리게 되면, 반대쪽으로 흉쇄유돌근이 두드러지게 나타난다. 이때, 흉쇄유돌근의 기
시점을 쉽게 만져 볼 수 있으며 반대 측 근육을 살펴보려면 머리를 다시 반대 방향으로 돌리면 된다.

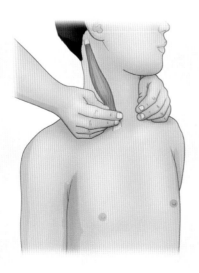 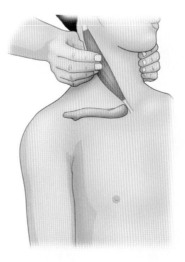

2 상지 근육

승모근 (Trapezius)

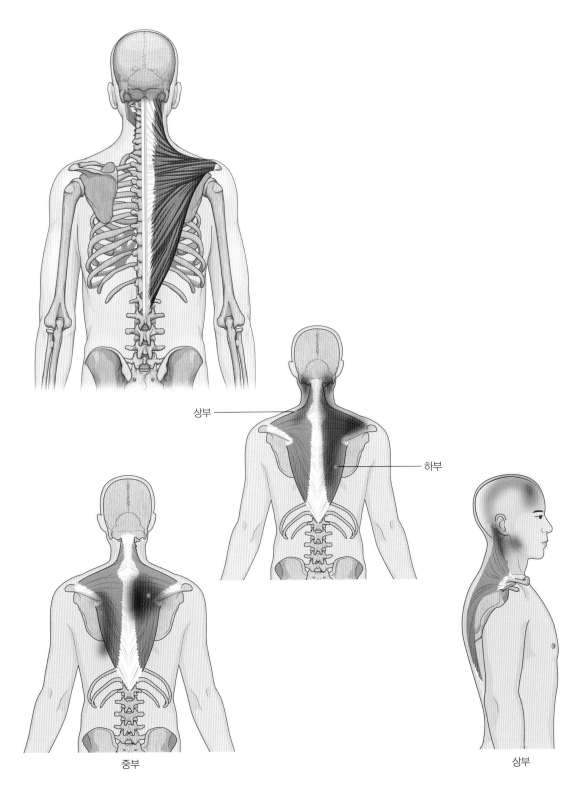

상부

하부

중부

상부

기시부 (Origin)

후두골, 항인대, 제 7 경추와 제 1-12 흉추의 극돌기

정지부 (Insertion)

상부: 쇄골외측, 견봉
중부: 견갑극
하부: 견갑극근

기능/작용 (Action)

상부: 견갑골 거상, 목의 회전
중부: 견갑골 내전
하부: 견겹골의 회전, 상완의 굴곡과 외전을 보조

적응증 (Indications)

만성적인 스트레스와 목의 통증, 스트레스성 두통(Headache), 경추목뼈(Cervical spine)의 통증, 편타성 손상증후군(Whiplash injury)

통증 원인과 활성화 요인

① 갑작스러운 외상
② 피로와 정신적인 긴장이 오랜 시간 지속된 경우
③ 하지 길이 불일치, 골반의 비대칭, 상완골의 길이 차이 등에 의한 구조적인 과부하
④ 앉거나 서 있을 때 바르지 못한 자세를 유지하여 근 긴장 발생

광배근 (Latissimus Dorsi)

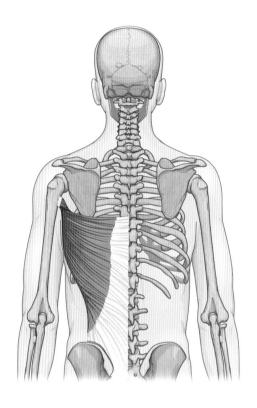

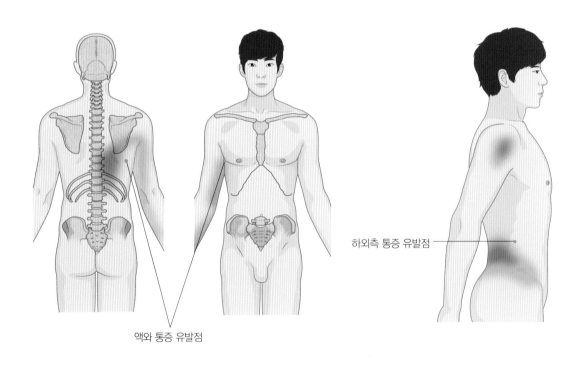

하외측 통증 유발점

액와 통증 유발점

기시부 (Origin)

제 7 흉추에서 장골능까지의 흉요건막, 하부 제 3 또는 4 늑골, 견갑골의 하각

정지부 (Insertion)

상완골의 이두근구

기능/작용 (Action)

견관절 신전, 상완골의 내전과 내회전

적응증 (Indications)

흉추 부위의 등쪽 통증(Thoracic back pain)

통증 원인과 활성화 요인

① 허리를 바로 펴지 않고 책상에 앉아서 작업하는 경우 만성적인 근 긴장의 원인이 됨
② 상지를 사용하는 운동을 처음 시작하였거나 과도하게 사용하여 통증 유발
③ 무거운 물건을 오랜 시간 등에 지는 경우
④ 엎드려 잠을 자거나 옆으로 누워 자는 습관이 있는 사람에게 만성적인 손상으로 발생

대흉근 (Pectoralis Major) & 소흉근 (Pectoralis Minor)

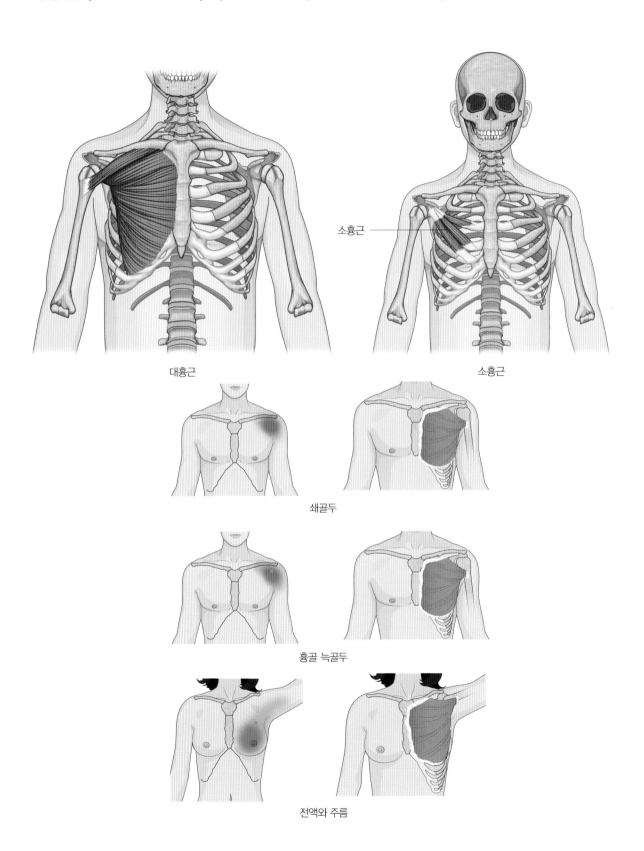

소흉근

대흉근

소흉근

쇄골두

흉골 늑골두

전액와 주름

기시부 (Origin)

대흉근: 쇄골 내측 1/2, 흉골, 1~6 늑연골

소흉근: 제 3~5 늑골 전면

정지부 (Insertion)

대흉근: 상완골 이두근구의 외측순

소흉근: 견갑골의 오훼돌기

기능/작용 (Action)

대흉근: 상완골의 내회전, 내전, 수평내전, 상완골 굴곡, 상완골이 굴곡 자세에서 신전

소흉근: 견갑골의 전인, 하강, 하방회전

적응증 (Indications)

심근경색(Myocardial infarct) 후 재활, 심부정맥(Cardiac arrhythmia), 견갑골 중간부위의 등쪽 통증, 유방 통증, 흉곽 출구 증후군(Thoracic outlet syndrome), 어깨 통증, 내측상과염(Golfer's elbow)과 외측상과염(Tennis elbow)

통증 원인과 활성화 요인

① 내전된 자세에서 어깨를 고정한 경우(삼각건, cast 등 사용)

② 골프 또는 야구 스윙과 같은 동작에 의해서 단축성 근 긴장 발생

③ 팔을 앞으로 뻗은 상태로 무거운 물건을 들 경우

④ 소흉근 통증은 심장성 허혈(Cardiac ischemia)의 통증과 유사하여 혼동할 수 있음

⑤ 어깨에 외상을 입거나 어깨를 사용하는 동작들에 의해서 과부하가 걸리기 쉬움

대흉근 촉진

다섯 손가락을 사용하여 대흉근 표면에서부터 내측을 향하여 쓸어내리면서 만진다.

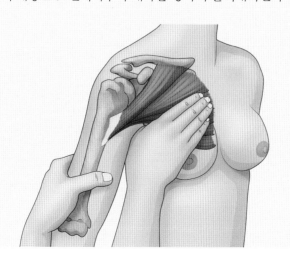

능형근 : 소능형근, 대능형근 (Rhomboids : Minor and Major)

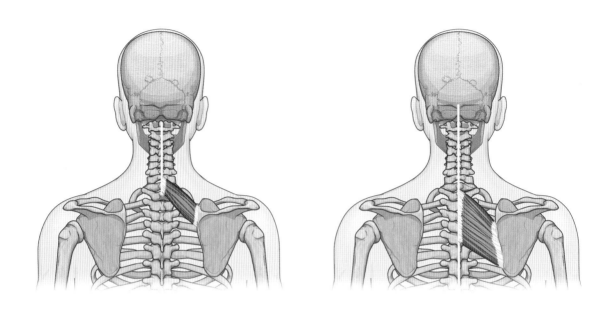

소능형근   대능형근

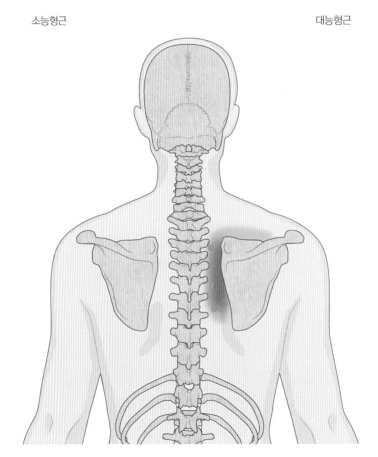

기시부 (Origin)

소능형근: 제 7경추와 제 1흉추의 극돌기
대능형근: 제 2-5흉추의 극돌기

정지부 (Insertion)

소능형근: 견갑극근
대능형근: 견갑극근에서 하각까지의 견갑골 척추연

기능/작용 (Action)

견갑골의 후인(내전), 견갑골 하방회전, 양쪽 어깨를 차렷 자세로 만드는 자세근육(postural muscle)

적응증 (Indications)

국부에 제한된 통증이나 만성적으로 통증이 있는 부분(C7-T5)—내측 또는 견갑골 주위,
견흉관절(Scapulothoracic joint)의 통증

통증 원인과 활성화 요인

① 장시간 앉아서 문서 작업을 할 경우 능형근의 정지부나 능형근 자체에서 통증 호소
② 손을 이용하여 물건을 잡아당기는 동작을 지속적으로 반복할 경우
③ 궁술(archery), 앉아서 노 젓기, 윈드서핑, 라켓 스포츠와 같은 활동으로 인한 근 통증

▌ 능형근 촉진 ▌

승모근과 구별하여 능형근을 촉진하기 위해서는 다음 그림과 같이 자세를 취하여 대상자는 손을
뒤쪽으로 밀게 하고, 검사자는 그 반대 방향으로 저항을 주면 능형근을 쉽게 만져볼 수 있다.

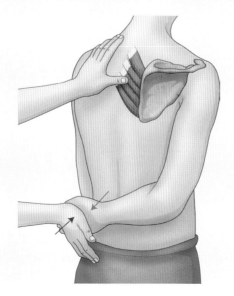

전거근 (Serratus Anterior)

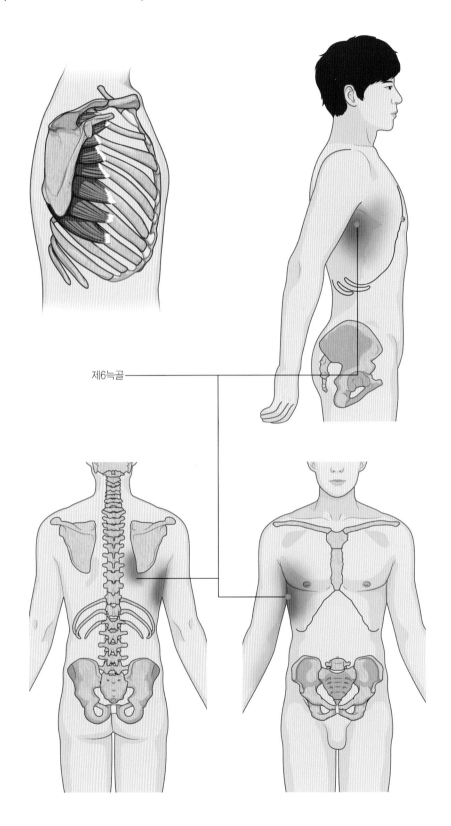

제6늑골

기시부 (Origin)

위쪽 8번째 늑골의 바깥쪽

정지부 (Insertion)

견갑골 척추연

기능/작용 (Action)

견갑골 전인, 견갑골 상방회전, 흉벽에 견갑골 고정

적응증 (Indications)

휴식 시에도 감소하지 않는 흉부 통증, 유방 통증, 공황발작(Panic attacks), 호흡곤란증, 만성기침, 천식, 신세뇨관성산증(Renal tubular acidosis), 익상 견갑골(Scapula winging), 만성 늑골 통증(Stitch), 스트레스(Stress)

통증 원인과 활성화 요인

① 골프 스윙과 같은 체간의 회전 운동에 의해 통증 발생
② 호흡기 질환으로 인해 기침을 오래 하는 경우 손상
③ 준비운동 없이 권투, 포환, 팔굽혀펴기와 같은 운동을 하였을 때

극상근 (Supraspinatus)

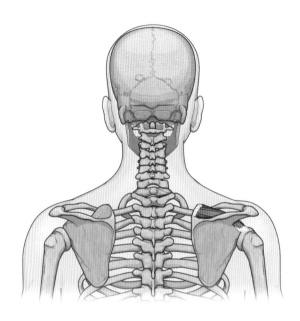

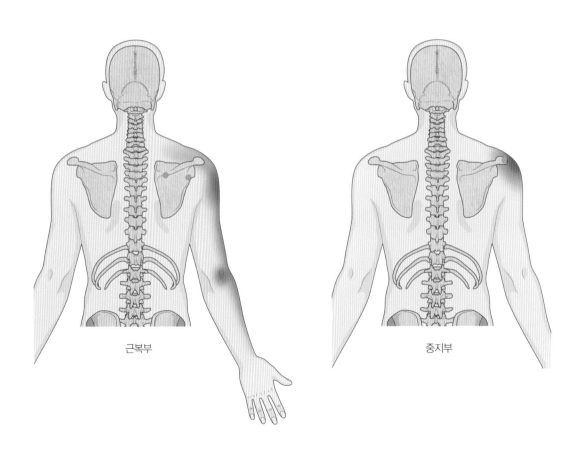

근복부

중지부

기시부 (Origin)
견갑골의 극상와

정지부 (Insertion)
상완골 윗부분의 대결절

기능/작용 (Action)
견관절의 외전 운동이 시작되면 상완골두를 고정

적응증(Indications)
외전에서 힘의 상실, 어깨 충돌 증후군, 견봉하 윤활낭염, 회전근개 건증

통증 원인과 활성화 요인
① 회전근개 중 특히 극상근의 정지 근처에서 파열이 가장 빈번하게 나타남
② 오랜 기간 무거운 물건을 운반하는 일을 할 경우 만성적인 근 손상 발생
③ 야구, 골프와 같은 라켓 스포츠를 무리하게 하였을 때
④ 어깨관절의 탈구

회전 근개 (Rotator Cuff)

견갑하근(Subscapularis), 극상근(Supraspinatus), 극하근(Infraspinatus), 소원근(Teres minor)은 상완 관절을 보호하는 회전근개 근육(Rotator cuff muscle)이다. 극상근, 극하근, 소원근은 각각 상완골 대결절에 차례대로 정지하는 반면에 견갑하근은 소결절에 정지한다. 극상근이 수축하여 외전 운동을 시작하면 상완골두를 관절와 쪽으로 당기게 되는데, 이는 삼각근이 최소의 힘으로 작용할 수 있도록 당겨지는 각도를 제공한다. 또한 극하근과 소원근은 대원근과 함께 견관절 외전을 하는 동안 상완골두를 고정하는 작용을 한다.

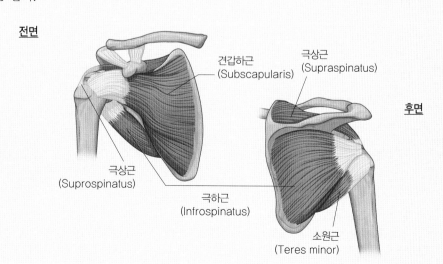

극하근 (Infraspinatus)

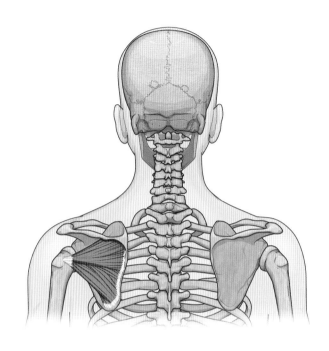

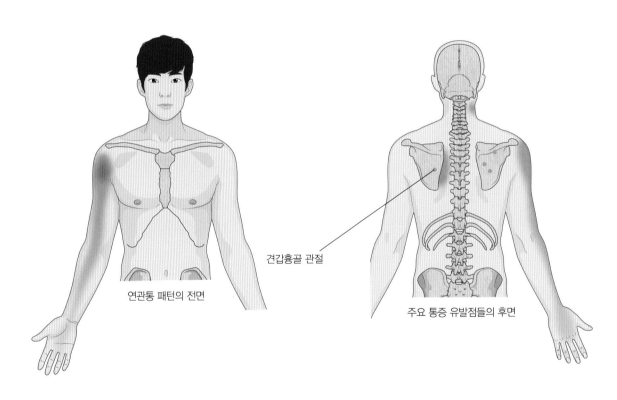

견갑흉골 관절

연관통 패턴의 전면

주요 통증 유발점들의 후면

기시부 (Origin)

견갑골의 극하와

정지부 (Insertion)

상완골의 대결절

기능/작용 (Action)

상완골의 외회전, 신전, 회전근개로서 어깨관절의 후방 탈구를 방지

적응증 (Indications)

편마비(Hemiplegia), 회전근개 건증, 오십견(Frozen shoulder syndrome)

통증 원인과 활성화 요인

① 라켓 스포츠 활동 중 특히 무리한 백핸드 동작 시 근 통증 유발
② 순간적으로 넘어질 경우 균형 유지를 위해 팔을 뻗어 난간을 잡으면서 근 손상 발생
③ 어깨관절의 탈구

소원근 (Teres Minor)

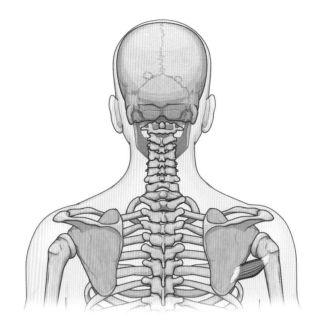

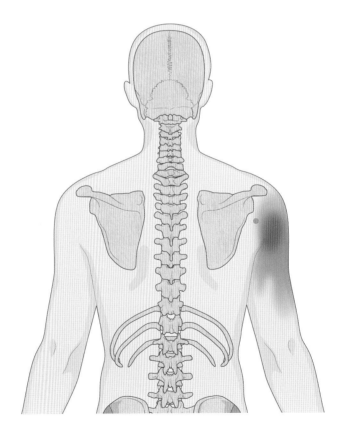

기시부 (Origin)

견갑골 후면 외측연의 위쪽 2/3

정지부 (Insertion)

상완골 대결절의 후부, 어깨 관절낭

기능/작용 (Action)

상완골의 신전 · 외회전, 회전근개로서 어깨관절의 상방 탈구 방지

적응증 (Indications)

어깨 통증(특히 후방), 오십견, 회전근개 재활, 견봉하 윤활낭염, 상완이두근 건염

통증 원인과 활성화 요인

① 갑자기 팔을 앞으로 잡아당기는 동작을 할 경우 극하근과 같이 근 손상 발생

② 어깨관절의 탈구

견갑하근 (Subscapularis)

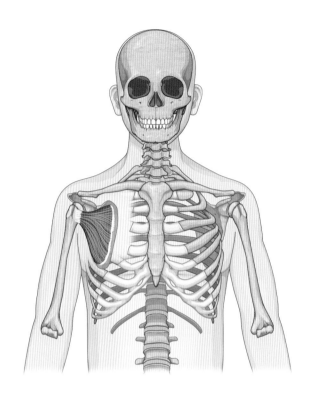

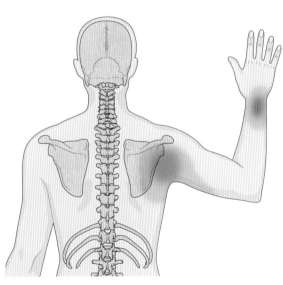

연관통 패턴의 후면

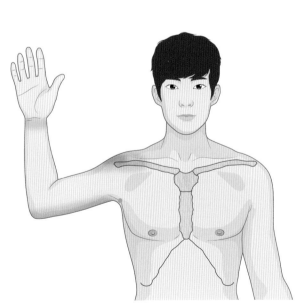

기시부 (Origin)

견갑골의 견갑하와

정지부 (Insertion)

상완골 윗부분의 소결절

기능/작용 (Action)

상완골의 내회전, 회전근개로서 어깨관절을 안정화

적응증 (Indications)

회전근개 건증, 유착성 관절낭염, 외회전이 감소된 상태에서 외전

통증 원인과 활성화 요인

① 상완골의 근위부 골절이나 견관절 관절낭의 열상 등과 관련되어 통증 발생
② 운동선수들의 던지기, 골프, 야구와 같은 라켓 스포츠 동작에 의한 손상
③ 어깨관절의 탈구

상완이두근 (Biceps Brachii)

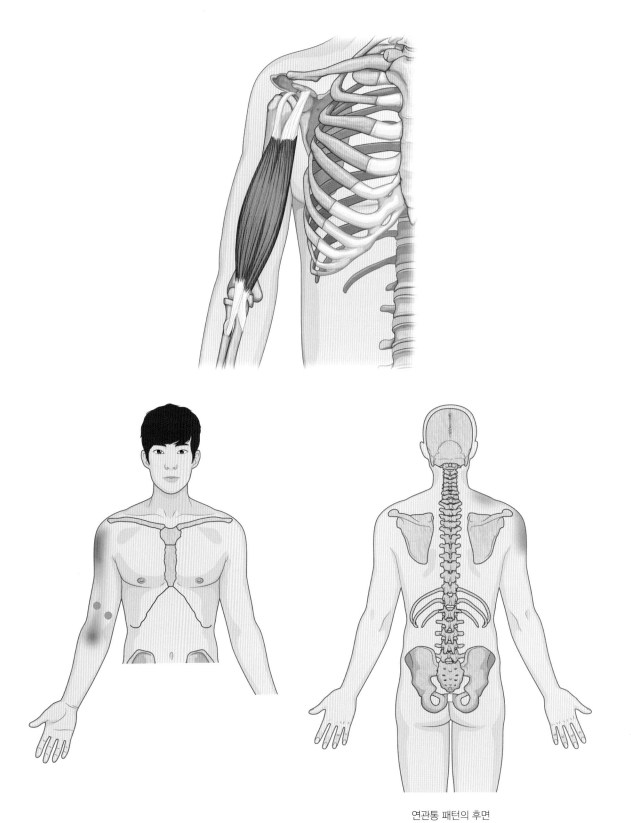

연관통 패턴의 후면

기시부 (Origin)

단두: 견갑골의 오훼돌기
장두: 견갑골의 상관절과 결절(어깨관절와의 윗부분)

정지부 (Insertion)

요골조면

기능/작용 (Action)

주관절 굴곡, 전완 회의, 상완골 굴곡

적응증 (Indications)

팔의 신전이 감소하고 어깨 앞쪽 부위의 통증, 상완이두근 건염(Biceps tendonitis), 팔의 신전 감소, 오십견

통증 원인과 활성화 요인

① 갑자기 무거운 물건을 들어 올렸을 때
② 견관절의 과신전과 함께 근육이 급격하게 이완되면서 근막의 손상이 발생
③ 지속적으로 주관절 굴곡의 부하가 있을 경우

상완이두근 촉진

상완이두근은 주관절을 굴곡시킨 상태에서 촉진하면 쉽게 만져 볼 수 있다. 그리고 굴곡상태에서 외회전 시키면서 상완골 근위부를 촉진해 보면 상완이두근구와 이곳을 통과하는 상완이두근구의 장두를 만질 수 있다.

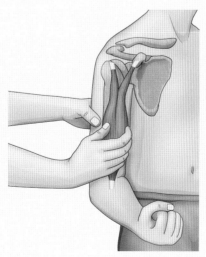

수근신근 (Wrist Extensors)

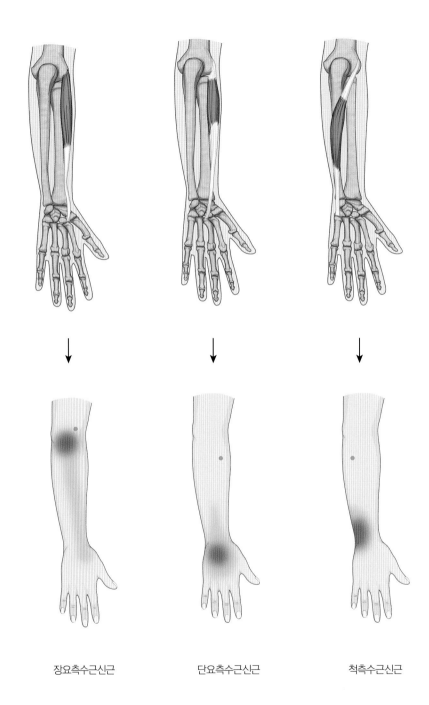

장요측수근신근   단요측수근신근   척측수근신근

장・단요측수근신근(Extensor carpi radialis longus and brevis), 척측수근신근(Extensor carpi ulnaris)이 포함된다.

기시부 (Origin)
상완골의 외측상과로부터 공통 신전근 건

정지부 (Insertion)
중수골의 배측면

기능/작용 (Action)
수근관절 신전

적응증 (Indications)
주관절・손목관절 통증, 손의 통증, 손가락의 경직, 쥐는 힘의 약화, 테니스 엘보우,
팔을 이용한 활동의 기능이 상실된 사람

통증 원인과 활성화 요인
① 반복적으로 손을 강하게 쥐는 일을 하는 경우
② 손등을 짚은 상태로 손목이 과도하게 굴곡되었을 때
③ 팔 관절과 손목에 무리한 힘이 주어져 팔꿈치 관절 주위에 통증 유발(테니스 엘보우)

▌수근신근 촉진▐

수근신근은 세 개의 근육으로 구성되어 있으며, 처음에는 한 단위로 촉진한다. 이 근육들은 피하에 있어서 검사자의 손가락으로 쉽게 만져볼 수 있으며 움직여 볼 수도 있다.

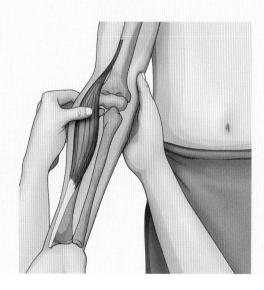

3 체간 근육

척추기립근 (Erector Spinae)

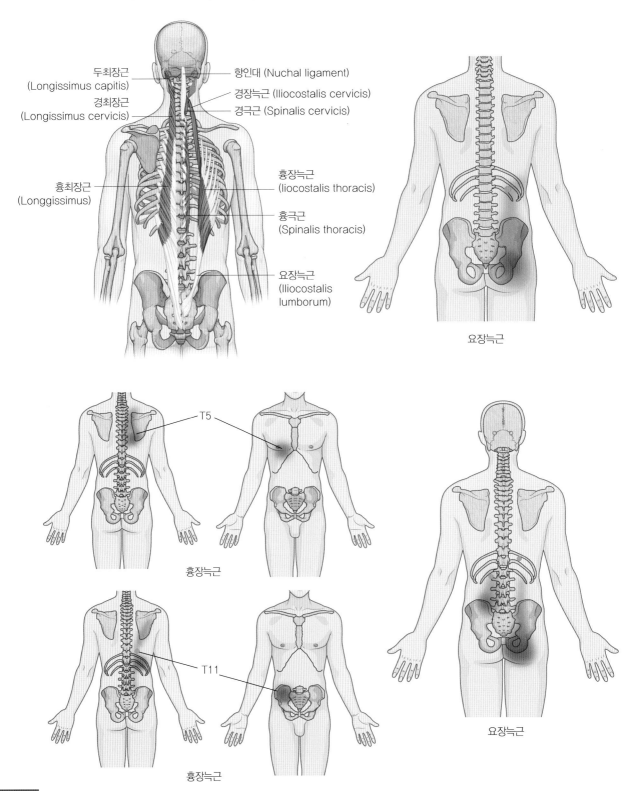

두최장근
(Longissimus capitis)

경최장근
(Longissimus cervicis)

항인대 (Nuchal ligament)

경장늑근 (Iliocostalis cervicis)

경극근 (Spinalis cervicis)

흉최장근
(Longgissimus)

흉장늑근
(Iiocostalis thoracis)

흉극근
(Spinalis thoracis)

요장늑근
(Iliocostalis
lumborum)

요장늑근

T5

흉장늑근

T11

흉장늑근

요장늑근

척추기립근은 천골척추근이라고도 불리며, 장늑근(Iliocostalis), 최장근(Longissimus), 극근(Spinalis)으로 구성된다.

기시부 (Origin)

천골에서부터 생긴 근육조각, 장골능, 척추의 극돌기와 횡돌기, 늑골

정지부 (Insertion)

늑골, 척추의 횡돌기와 극돌기, 후두골

기능/작용 (Action)

척추의 신전과 측방 굴곡, 바른 자세로 서거나 앉은 자세에서 척추의 만곡을 올바르게 유지하도록 보조, 걷는 동안 골반에서 척추체를 안정화시킴

적응증(Indications)

요통, 척추의 움직임 가동 범위 감소, 계단 오를 때 발생되는 요통

통증 원인과 활성화 요인

① 무릎을 구부리지 않거나 등을 곧게 세운 상태를 유지하지 않고 물건을 들 경우
② 몸과 너무 떨어져 있는 무거운 물건을 들어 올릴 때
③ 서 있거나 앉아 있을 때 바르지 못한 자세 유지

요방형근 (Quadratus Lumborum)

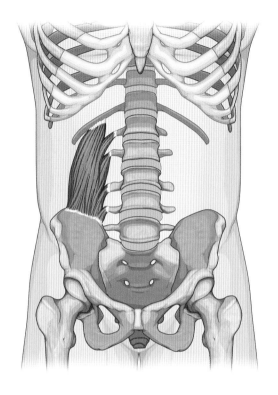

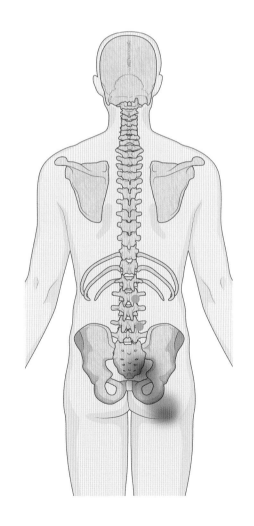

기시부 (Origin)

장골능 후면

정지부 (Insertion)

제 12 늑골, 요추의 횡돌기

기능/작용 (Action)

체간 외측굴곡, 골반거상

적응증 (Indications)

추간판성 측만증, 역학적 요인으로 발생하는 요통, 골절 후 석고붕대, 고관절과 둔부 통증,
수면 시 대전자 부위의 통증, 침대에서 돌아누울 때 발생되는 통증, 똑바로 서 있을 때 나타나는 통증,
심부 요통, 기침 및 재채기 시 느껴지는 통증

통증 원인과 활성화 요인

① 엉덩이, 둔부 또는 요부와 관련된 통증
② 바닥에 떨어진 물건을 잡으려고 허리를 갑자기 굽힐 때 급성 발병
③ 하지 부목으로 인한 하지길이의 불일치가 장시간 진행된 경우 손상

복직근 (Rectus Abdominis)

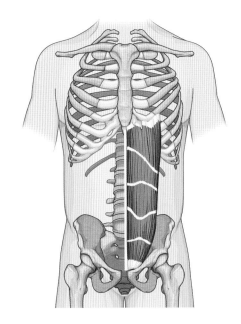

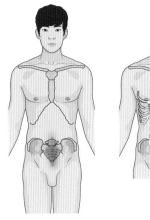
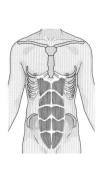
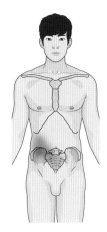
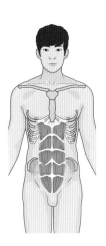

맥버니의 압통점 (McBurney's point)

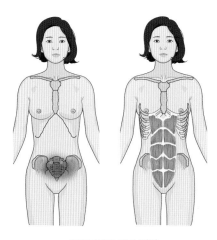

월경곤란증 관련 지점

기시부 (Origin)
치골능과 치골결합

정지부 (Insertion)
검상돌기의 전면부, 제 5-7 늑연골

기능/작용 (Action)
요추굴곡, 흉곽하강, 보행 시 골반 고정

적응증 (Indications)
흉통(Heartburn), 복통(Colic), 생리불순, 오심, 구통, 포만감

통증 원인과 활성화 요인
① 만성적인 전신피로, 정서적 긴장
② 갑자기 시작한 무리한 운동
③ 구타나 갑작스러운 충돌과 같은 돌발적 외상에 의해 손상

장요근-대요근/장골근 (Illopsoas-Paoas/Illacus)

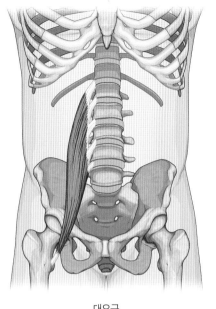

대요근

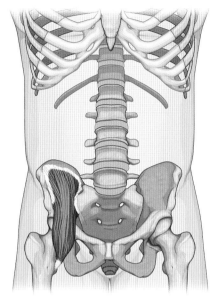

장골근

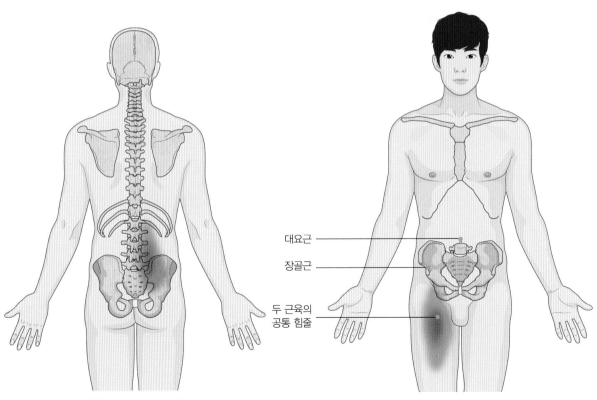

뒤쪽의 연관통 분포 부위

대요근
장골근
두 근육의
공통 힘줄

기시부 (Origin)

대요근: 요추

장골근: 장골 내면

정지부 (Insertion)

대퇴골의 소전자

기능/작용 (Action)

고관절의 굴곡, 외전, 외회전

적응증 (Indications)

요통, 서혜부 통증, 요추의 전만 증가, 대퇴 전면부의 통증, 누워있다 앉을 때 갑자기 증가되는 통증, 척추측만증, 골반의 비대칭

통증 원인과 활성화 요인

① 윗몸 일으키기 등의 운동을 하거나 반복적인 격렬한 수축이 요근에 과부하를 줌

② 대퇴직근의 경직으로 인한 통증 유발

③ 요추만곡이 증가하여 요통이 발생

4 하지 근육

슬괵근 (Hamstrings)

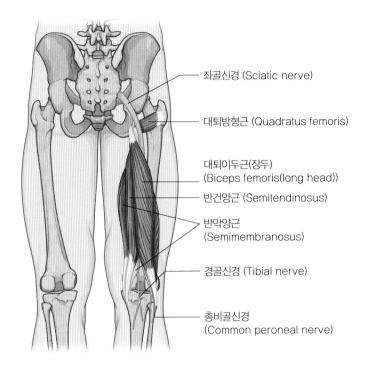

좌골신경 (Sciatic nerve)

대퇴방형근 (Quadratus femoris)

대퇴이두근(장두)
(Biceps femoris(long head))

반건양근 (Semitendinosus)

반막양근
(Semimembranosus)

경골신경 (Tibial nerve)

총비골신경
(Common peroneal nerve)

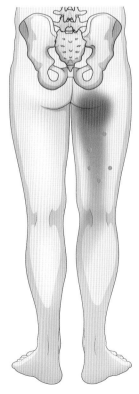

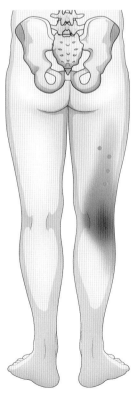

반건양근

(단두와 장두) 대퇴이두근

기시부 (Origin)

좌골조면, 대퇴이두근은 대퇴골의 뒷부분에서도 기시

정지부 (Insertion)

반막양근: 경골 내측과의 뒷부분
반건양근: 경골체의 상부 내측면
대퇴이두근: 비골두의 끝, 경골의 외측과

기능/작용 (Action)

슬관절 굴곡, 고관절 신전,
반막양근과 반건양근은 슬관절 굴곡 시 하퇴를 내회전 시킴
대퇴이두근은 슬관절 굴곡 시 하퇴를 외회전 시킴

적응증 (Indications)

앉아 있거나 걷고 난 후 대퇴 통증, 절름발이(limping)를 유발하는 다리 뒤의 압통

통증 원인과 활성화 요인

① 한 쪽 골반이 구조적으로 비대칭일 때
② 장시간 동안 딱딱한 의자에 앉아있는 경우 좌골쪽 근이 손상을 받음
③ 양반 다리로 앉는 습관이나 무릎을 꿇는 습관 등이 근 단축 유도
④ 충분한 준비운동이 안 된 상태에서 갑자기 근육 길이가 길어질 때(예, 앞차기, 다리 찢기 동작)

대퇴사두근 (Rectus Femoris)

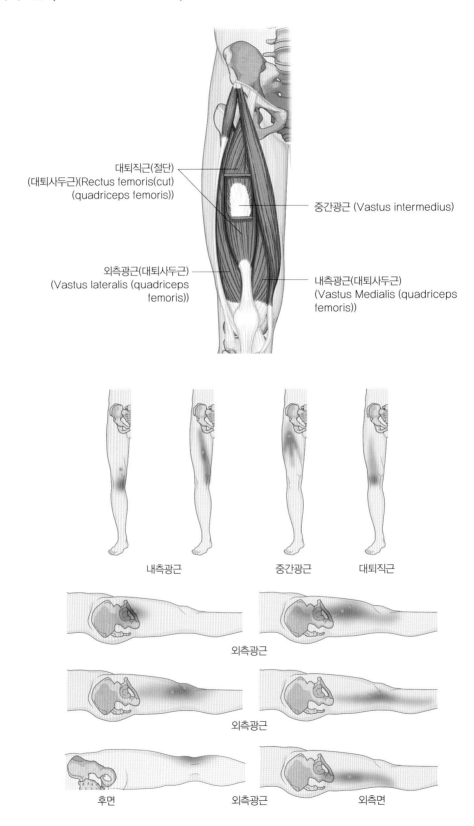

대퇴직근(절단)
(대퇴사두근)(Rectus femoris(cut)
(quadriceps femoris))

중간광근 (Vastus intermedius)

외측광근(대퇴사두근)
(Vastus lateralis (quadriceps
femoris))

내측광근(대퇴사두근)
(Vastus Medialis (quadriceps
femoris))

내측광근

중간광근

대퇴직근

외측광근

외측광근

후면

외측광근

외측면

기시부 (Origin)

대퇴직근: 장골의 앞쪽(전상장골극), 관골구의 위쪽

광근군: 대퇴골의 상부에서 1/2 지점

정지부 (Insertion)

슬개골과 슬개인대를 거쳐 경골 상부의 전부에 정지(경골조면)

기능/작용 (Action)

대퇴직근: 슬관절 신전과 고관절 굴곡

광근군: 슬관절 신전

적응증 (Indications)

대퇴 약화와 통증, 무릎 신전 시 통증, 고관절 골절 후, 대퇴 골절과 부목 후, 대퇴슬개관절 활주 감소, 체중 부하 시 통증, 성장으로 인한 무릎 통증

통증 원인과 활성화 요인

① 대퇴에 가해진 직접적인 손상으로 인한 후유증

② 갑작스럽고 격렬한 이완·수축에 의해 활성화 가능(발 헛딛기, 계단에서 넘어질 경우)

③ 발목의 배측 굴곡 제한에 의해 대퇴사두근이 보상작용으로 과부하를 받을 경우

대둔근 (Gluteus Maximus)

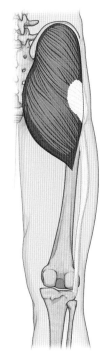

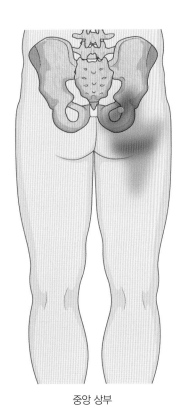

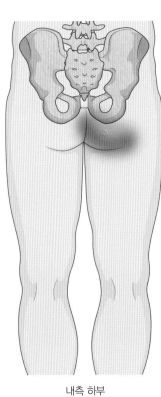

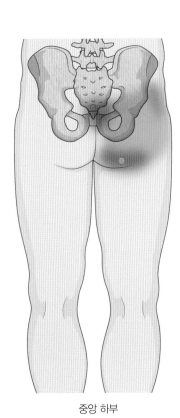

중앙 상부　　　　　　　　　　　　내측 하부　　　　　　　　　　　　중앙 하부

기시부 (Origin)

장골의 외측면, 천골과 미골의 후면(천장관절 위)

정지부 (Insertion)

대퇴의 상부 후면, 대퇴근막 장근의 장경인대(장두 건)

기능/작용 (Action)

고관절의 신전과 외회전, 체간 신전, 고관절의 내전 보조

적응증 (Indications)

앉아 있거나 걸었을 때 둔부 통증, 굴곡 시에 통증, 넘어지거나 헛디딘 후 둔부에 통증,
고관절/대퇴 굴곡 시 제한, 찬 곳에서의 경련

통증 원인과 활성화 요인

① 낙상이나 낙상 도중 가해지는 급성 과부하
② 구조적으로 골반 비대칭에 의해 만성 근비대칭 현상이 일어남
③ 무릎을 쭉 펴고 뒤로 기대어 앉는 자세 습관에 의해 근 손상 발생

중둔근 (Gluteus Medius)

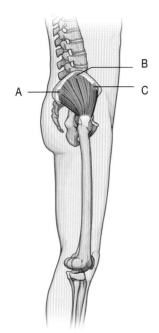

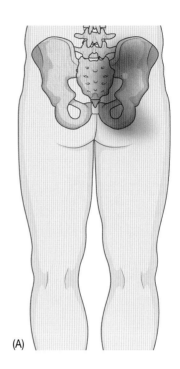

(A)

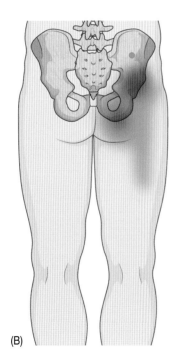

(B)

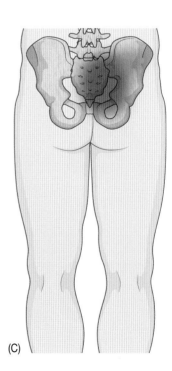

(C)

기시부 (Origin)
장골 외측 상부

정지부 (Insertion)
대퇴골의 대전자

기능/작용 (Action)
고관절의 외전과 내회전

적응증 (Indications)
허리와 둔부에 통증과 압통, 옆으로 누울 때 통증, 고관절과 척추의 수술 후

통증 원인과 활성화 요인
① 다리를 벌리고 앉거나 다리를 꼬아서 앉는 자세로 인해 과부하의 원인이 됨
② 하지 길이 불일치, 골반의 왜곡
③ 갑작스러운 낙상, 과도한 운동에 의한 손상
④ 요통과 동반하여 통증이 올 경우 중둔근 손상을 의심하지 못할 수 있음

소둔근 (Gluteus Minimus)

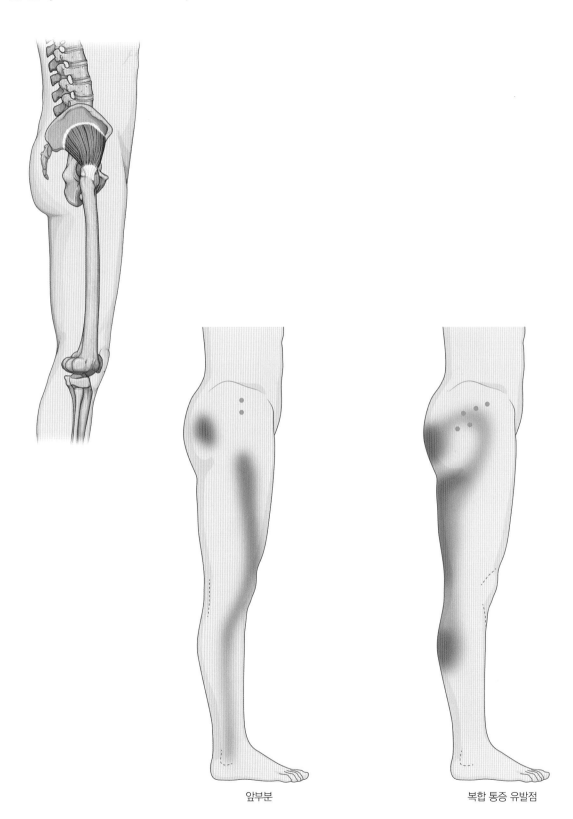

앞부분

복합 통증 유발점

기시부 (Origin)
장골의 외측 중간부, 중둔근 기시부 아래

정지부 (Insertion)
대퇴골의 대전자 전면

기능/작용 (Action)
고관절의 외전과 내회전

적응증 (Indications)
앉거나 걸을 때 통증, 휴식 시 통증, 옆으로 누울 때 통증, 고관절 치환술

통증 원인과 활성화 요인
① 장시간 보행으로 인한 근 통증 유발
② 두 발을 모으고 서 있는 경우 근의 이완성 긴장이 피로를 과중시킴

이상근 (Piriformis)

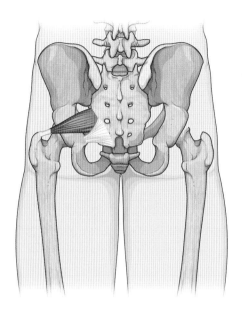

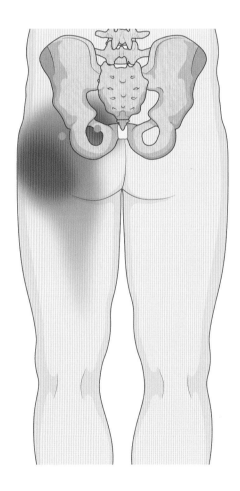

기시부 (Origin)

천골의 내측면(전면)

정지부 (Insertion)

대퇴골 대전자의 상부

기능/작용 (Action)

고관절 외회전, 고관절 굴곡 상태에서 대퇴 외전

적응증 (Indications)

둔부 깊숙한 곳의 지속적인 통증, 좌골신경통, 다리 뒤 혈관 압박, 허리 아래 또는 둔부 통증, 발 통증, 직장 통증

통증 원인과 활성화 요인

① 액셀러레이터에 발을 올려놓고 장시간 운전 시 근 긴장 및 통증 유발
② 근육의 과긴장은 좌골신경을 압박하여 이상근 증후근(둔부에서 시작되는 좌골신경통)의 원인이 됨
③ 주로 둔부 타격에 의한 타박상이 발생

장경인대 (Iliotibial Band)

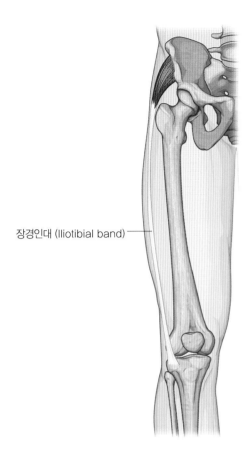

장경인대 (Iliotibial band)

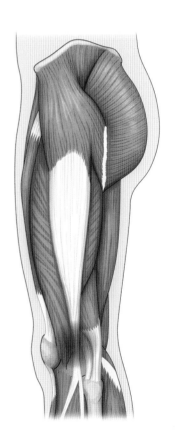

기시부 (Origin)

장골능 측면

정지부 (Insertion)

경골 외측상과

기능/작용 (Action)

고관절 외전, 내전 보조, 슬관절 전방외측 안정성 유지

적응증 (Indications)

보행 시 통증, 자전거로 주행 시 통증, 장경인대 충돌 증후군

통증 원인과 활성화 요인

① 무리한 달리기 또는 장거리 자전거 타기
① 슬관절 굴곡근, 신전근의 약화
① 발목인대 문제, 휜다리, 골반 높이, 다리 길이 이상 등 구조적인 문제

비복근 (Gastrocnemius)

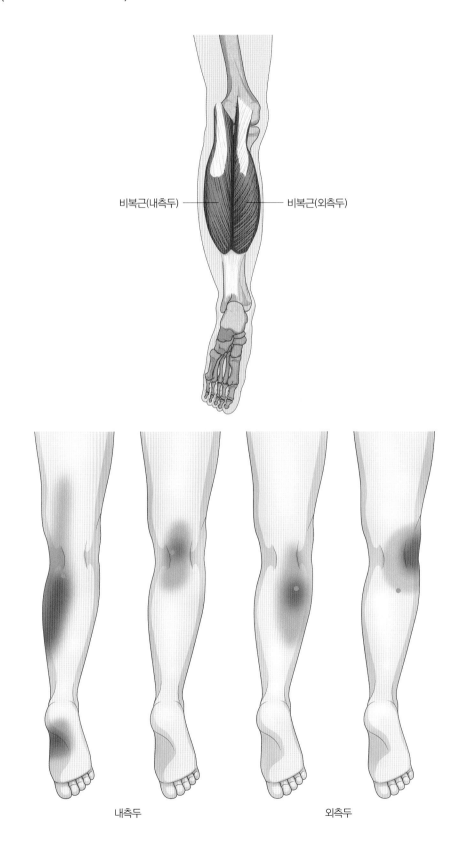

비복근(내측두) ——— 비복근(외측두)

내측두   외측두

기시부 (Origin)

내측두: 대퇴골 내측상과

외측두: 대퇴골 외측상과

정지부 (Insertion)

아킬레스건으로 되어 종골에 부착

기능/작용 (Action)

족관절 저측 굴곡, 슬관절 굴곡 보조

적응증 (Indications)

종아리 통증 또는 경직, 근 경련, 보행할 때 나타나는 무릎 뒤쪽의 통증

통증 원인과 활성화 요인

① 발목 또는 하퇴 골절 시 장기간 석고 고정 후 근 경직 발생

② 굽이 높은 구두를 신거나 높은 의자에 앉을 경우, 족저굴곡 된 상태로 지속되어 통증이 유발됨

③ 갑작스러운 도약 또는 착지 시 근육과 건이 연접한 부위에서 파열될 수 있음

가자미근 (Soleus)

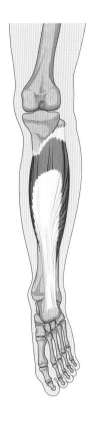

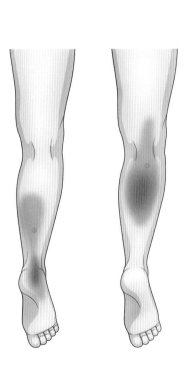

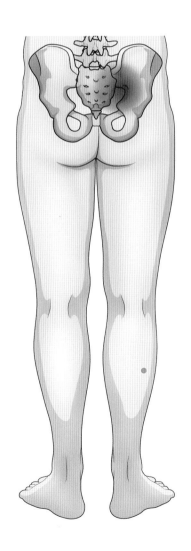

기시부 (Origin)

경골과 비골의 상후방면

정지부 (Insertion)

아킬레스건으로 되어 종골에 부착

기능/작용 (Action)

발목관절 족저굴곡, 기립자세를 유지하는데 보조

적응증 (Indications)

종아리 · 발뒤꿈치 통증, 무릎 뒤 통증, 굽이 높은 신발을 장기적 사용

통증 원인과 활성화 요인

① 근육이 단축된 자세로 장시간 유지할 경우 힘줄과 종골 부위에 통증 발생
② 만성적인 과사용
③ 등산 또는 가파른 도로를 걸어갈 때 지속적인 긴장에 의해 통증 유발
④ 굽이 높은 구두를 신게 되면 근육이 단축되고, 이로 인해 자세가 바르지 못하게 됨

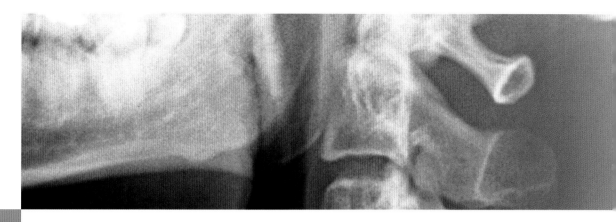

II

심부조직 마사지의 질환별 적용

질환에 대한 이해

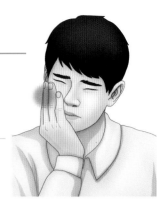

1 턱관절 증후군
Temporomandibular joint disorder

정의

턱관절은 하악골(mandibula)과 측두골(temporal bone)을 연결하는 관절이며, 모든 턱 운동의 중심축으로써 턱 근육과 인대에 의해 지지된다. 그리고 턱관절 사이에 있는 디스크는 뼈와 뼈 사이의 쿠션 역할을 해준다. 이러한 근육과 인대, 디스크, 턱뼈가 함께 작용하여 개구(입 벌리기), 저작(씹는 행위), 말하기, 삼키기 등과 같은 복합적인 활동들이 이루어지는데, 여러 요인에 의해 턱관절 기능에 이상이 생기거나 통증이 발생되는 것을 턱관절 증후군이라고 한다.

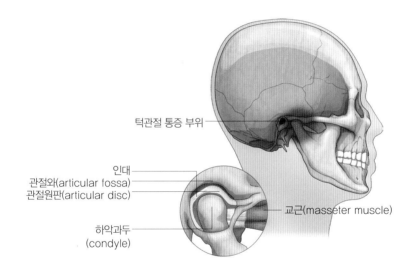

턱관절 통증 부위

인대
관절와(articular fossa)
관절원판(articular disc)

교근(masseter muscle)

하악과두
(condyle)

원인

- 생활 습관(단단하고 질긴 음식 즐겨 먹기, 평소에 이를 꽉 깨물거나 잠잘 때 이를 가는 버릇, 음식을 먹을 때 한쪽으로만 씹는 습관, 턱 괴기, 옆으로 누워 자는 수면 자세 등)
- 치아의 부정교합
- 저작근(masticatory muscle), 측두근(temporalis muscle)과 같은 턱관절 주변 근육의 지속적인 과긴장

- 교통사고나 상해에 의한 안면외상
- 스트레스, 불안, 우울, 신경과민 등과 같은 심리적 요인

증상

- 음식을 씹거나 하품을 할 때 양쪽 귀 앞의 하악골과 저작근에 통증이 발생됨
- 입을 벌릴 때마다 턱 관절에서 딱딱거리는 소리가 남
- 입과 턱의 움직임이 제한됨

턱관절 증후군 검사 방법

하악 운동범위 검사
턱 운동의 제한 정도를 알아보기 위해 입을 최대한 벌려 개구 범위를 측정하고, 턱을 좌우 또는 앞으로 내밀어 턱 뼈의 탈구 여부 및 통증 수반 여부를 확인하는 검사이다. 입을 최대한 벌렸을 때, 남자는 45~50 mm, 여자는 40~45 mm가 정상 개구 범위이며, 40 mm 이하일 때 개구 제한으로 본다.

교합검사
부정교합에 의한 악관절 질환인지 판별한다.

X-ray 방사선검사
관절의 퇴행성 변화 유무를 알 수 있다.

측두하악관절 소리검사
관절원판의 전방 변위, 턱관절을 구성하는 골격의 형태 변화, 원판인대의 불안정, 하악의 과대 동요 등으로 턱 관절에서 소리가 날 수 있으므로 다른 증상 없이 딱딱거리는 소리만 있을 경우 측두하악 장애로 인한 것인지, 아니면 단순한 관절음 인지에 대한 진단이 필요하다.

측두하악관절 및 근육 촉진 검사
손으로 턱뼈와 근육 부위를 촉진하여 눌렀을 때 통증이 느껴지는지를 확인하는 검사이다. 근막동통, 관절낭염, 원판후조직염 등의 진단에 필수적이다. 이때 가급적 균일한 힘으로 손가락에 압력이 가해지도록 촉진하는 것이 중요하다.

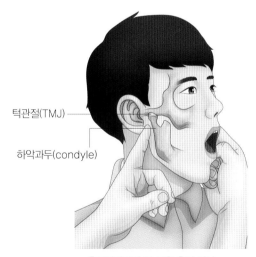

턱관절(TMJ)

하악과두(condyle)

측두하악관절 및 근육 촉진 검사

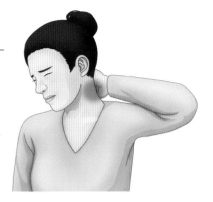

2 목 디스크
Cervical herniated nucleus pulpususdisc

정의

경추와 경추 사이에는 쿠션 역할을 하는 원반모양의 디스크가 있다. 이러한 디스크가 변성되고 손상되어 척추 관쪽으로 탈출되면서 신경근과 주변조직을 압박하게 되면 목의 후면부, 어깨상부, 견갑부 통증 및 팔이 저리는 등의 증상이 유발될 수 있다. 이를 목 디스크라고 하며, 주로 경추 5~6, 경추 6~7, 경추 4~5에서 빈번하게 발생된다.

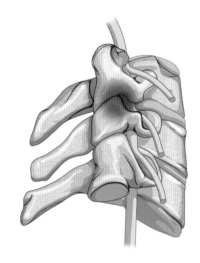

원인

- 반복적인 나쁜 자세로 인해 목 주변을 지지하고 있는 근육의 근력과 유연성이 저하되어 디스크에 생화학적, 형태학적 변화가 발생되고 추간판 간의 간격이 좁아져 발생
- 퇴행으로 인한 디스크의 변성
- 사고나 외상

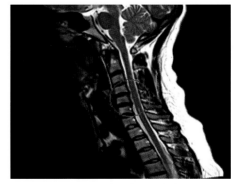

목 디스크 환자의 MRI 사진

증상

- **목통증이 심하다**

  목 디스크로 인한 통증은 대부분 오랫동안 앉아있거나 머리에 무거운 헬멧 같은 것을 썼을 때 목을 가누기 힘들고 팔이 저린 증상이 나타난다. 보통 압박테스트라고 하는 머리를 위에서 아래로 눌렀을 때 팔이 저린다면 목 디스크를 의심할 수 있다.

- **팔이 저리고 움직임에 장애가 발생된다**

  목 디스크로 인한 팔 저림은 대부분 어깨에서부터 손가락까지 이어지는 경우가 많다. 이러한 저림과 통증이 반드시 목 디스크에 의한 것이라 진단 내리기는 어렵지만, 흉곽출구증후군이 아닌데도 불구하고 팔 저림이 지속된다면 목 디스크를 의심할 수 있다.

- **두통**

  목 디스크로 인한 전형적인 두통은 후두통, 즉 뒷머리 통증이다. 목 디스크가 오래 지속되면 뒷머리 통증이 옆머리 통증으로까지 이어질 수 있다.

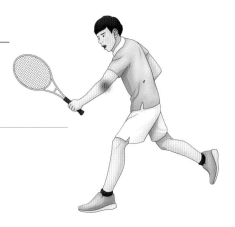

3 테니스 엘보우
외측상과염, Lateral epicondylitis

정의

팔꿈치 관절의 상과 기시부(내·외측 상과 기시부, 손목을 굴곡 또는 신전하는 근육이 시작되는 지점)에 동통이나 국소 압통이 생기는 증후군을 상과염이라 말하며, 팔꿈치 통증의 흔한 원인 중 하나이다. 외측 상과염은 '테니스 엘보우', 내측 상과염은 '골프 엘보우'라 부르고, 팔을 사용하는 스포츠를 하거나 직업상 팔을 많이 쓰는 사람에게서 발생된다.

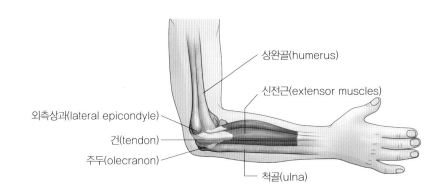

- 상완골(humerus)
- 신전근(extensor muscles)
- 외측상과(lateral epicondyle)
- 건(tendon)
- 주두(olecranon)
- 척골(ulna)

원인

- 상완골 외과에 부착된 근육 과사용으로 인해 건염(퇴행성 변화)이 생길 경우
- 손목 신전근(wrist extensors)과 회외근(supinator)의 신장성 또는 단축성 과부하로 인한 반복성 미세외상
- 테니스의 백핸드 스트로크와 같은 강한 반복성 손목 신전에 의한 건의 과로 장애

테니스 선수에게 있어 테니스 엘보우 유발 원인

라켓	라켓이 무거울수록, 그립이 작을수록, 스트링의 장력이 높을수록 팔에 걸리는 스트레스는 증가된다.
코트표면	딱딱하고 볼의 속도가 빨라지는 표면, 특히 잔디나 콘크리트코트에서는 볼이 라켓의 스트링을 치는 속도가 빨라지기 때문에 팔꿈치에 전달되는 스트레스가 증가된다.
볼	오래되고 무거운 볼은 팔꿈치에 많은 스트레스를 준다.

증상

- 팔꿈치 바깥쪽 뼈 부근을 눌렀을 때 통증이 발생한다.
- 주먹을 꽉 쥔 상태에서 손목을 뒤로 젖힐 때 통증이 있다거나 힘을 제대로 발휘하지 못한다.
- 문손잡이를 돌리거나 악수할 때처럼 손목에 힘이 들어가거나 비트는 동작 시에 통증이 발생한다.

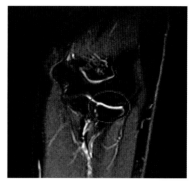

테니스 엘보우 환자

테니스 엘보우 검사

수근신근(extensor carpi muscle)과 총지신근(extensor digitorum communis muscle)에 스트레스를 유발해 외측 상과에 대한 통증 유무를 평가하는 방법이다.

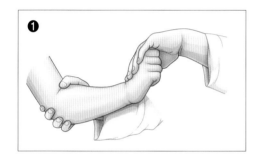

검사자는 한손 엄지를 환자의 팔꿈치 외측상과에 올려놓고 환자의 주관절을 고정한다. 검사자는 환자에게 주먹을 쥐고 전완을 회내시키고(손등이 위로 오도록 손목을 돌린다.) 손목은 요측 편위와 신전하라고 한다. 이때 검사자는 그 동작에 대한 저항을 준다.

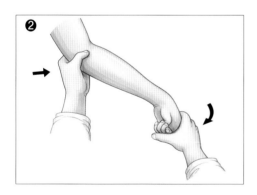

외측 상과를 촉진하는 동안 검사자는 환자의 전완을 회내시키고 손목을 완전히 굴곡한 상태에서 주관절을 신전시킨다.

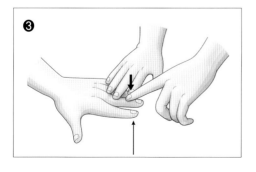

검사자는 환자의 세 번째 손가락 신전에 대한 저항을 원위 지절관절에서 가한다. 지신근(extensor digitorum muscle)과 건에 스트레스를 준다.

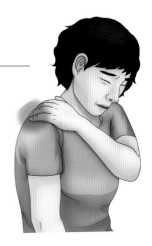

4 오십견
Frozen shoulder

정의

유착성 관절낭염(adhesive capsulitis)이라고도 불리는 오십견은 관절낭이 유착되어 견관절 움직임의 제한이 발생되는 질환이다. 이러한 오십견은 주로 견관절을 구성하는 연부조직(회전근개, 상완이두근·건)에 퇴행변성이 오는 중년 이후에 발생되며, 견관절의 통증과 운동제한이 동반된다.

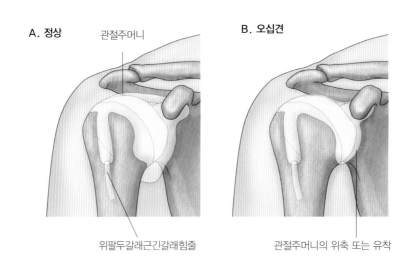

A. 정상　　관절주머니　　　　　　　　B. 오십견

위팔두갈래근긴갈래힘줄　　　　　관절주머니의 위축 또는 유착

원인

- 견관절의 건염이나 윤활주머니염 등으로 인해 견관절을 사용하지 않은 경우
- 당뇨환자, 흡연자, 폐경 후 여성 등과 같은 혈액순환 장애 호르몬 불균형이 있는 경우

증상

- 견관절의 능동적, 수동적 가동범위가 감소한다.
  (거상 제한/135° 또는 90° 이하, 외회전/정상범위의 50~60%)

- 어떠한 운동을 해도 통증이 있고(특히 던지는 동작), 일상생활에서는 견관절 내ㆍ외회전 (예: 머리 묶는 동작) 시 또는 외전(예: 팔을 들어 올리는 동작) 시 통증이 더 심해진다.
- 어깨를 사용하지 않을 때에도 찌르는 듯한 통증이 있다.

오십견 검사

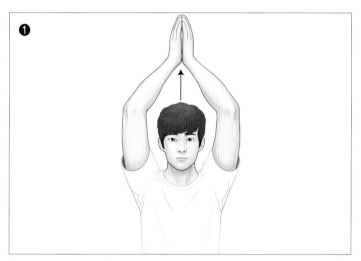

팔을 들어 올릴 때 팔이 귀에 닿지 않으면서 통증이 유발된다면 오십견일 확률이 크다. 하지만 단순 견비통일 경우, 통증은 있어도 팔을 들어 올릴 수는 있다.

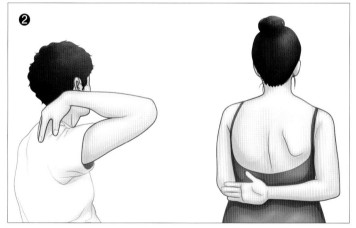

팔이 견갑골 위까지 올라가면 정상이지만 팔이 올라가지 못하거나 통증으로 인해 팔이 허리띠 근처까지도 가지 못한다면 오십견일 수 있다.

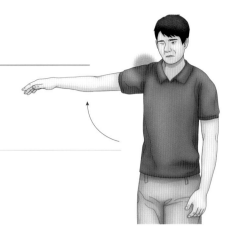

5 견관절충돌 증후군
Shoulder impingement

정의

견관절충돌 증후군은 오훼돌기(coracoid process)와 견봉(acromio process), 그 둘을 잇는 오훼견봉인대 (coracoacromial ligament)가 지붕역할을 하면서 만들어 내는 견봉하 공간(subacromial space)에 회전근개 (rotator cuff), 상완이두건(biceps tendon), 점액낭 등이 여러 요인에 의해 끼게 되어 염증 및 통증을 유발하는 질환이다.

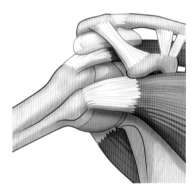

정상관절

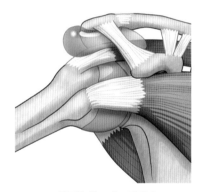

충돌을 일으키는 견관절

원인

- 극상근과 삼각근의 리듬 밸런스의 문제, 점액낭의 부종, 둥근 어깨(round shoulder) 등 견관절의 구조적인 문제
- 던지기, 수영, 테니스의 서브, 배구의 스파크 등과 같은 반복적인 오버헤드 동작으로 인한 과도한 외회전이 내회전 범위를 감소시켜 구조적 불안정을 유발
- 견관절의 반복적인 상해, 과사용, 노화 등으로 인한 회전근개의 불균형
- 기형적으로 생긴 견봉(갈고리 모양의 견봉을 가진 경우, 평평하고 약간 구부러진 견봉의 경우 정상적인 견봉보다 충돌의 증후가 나타날 확률이 약 70% 정도 높음)
- 재발성 아탈구나 탈구에 의한 관절낭 전방 이완은 상완골두의 전방 변위를 야기하여 충돌을 유발

증상

- 상완골 앞쪽에 압통이 있다.
- 머리 위로 팔을 들어 올릴 때, 뒤로 젖힐 때 어깨 통증이 있다.
- 아픈 어깨 쪽으로 누워서 잠자기 힘들며, 통증은 밤에 더 심해진다.
- 다른 사람이 어깨를 누른 상태에서 팔을 들어 올리면 통증이 더 심해진다.
- 가끔 팔을 움직일 때 무언가 걸리는 것처럼 소리가 난다.

견관절충돌 증후군 검사

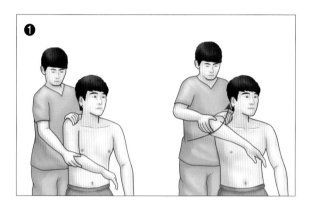

Neer test:
견봉을 고정시키고 견관절을 내회전시킨 자세에서 팔을 들어 올리면 견봉 하부에 통증 및 클릭음이 발생된다.

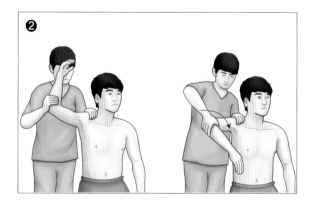

Hawkins test:
견봉을 고정시키고 견관절을 90° 외전 시킨 자세에서 외회전 한 다음 내회전 스트레스를 가하면 통증 및 클릭음이 발생된다.

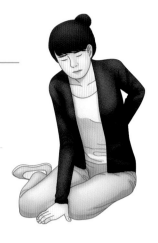

6 척추측만증
Scoliosis

정의

정상적인 척추는 정면에서 보았을 때 일직선이며 옆에서 보았을 때에는 경추와 요추는 앞으로 휘고(전만곡) 흉추와 천추부는 뒤로 휘어(후만곡)있다. 척추측만증은 척추가 정면에서 보았을 때 옆으로 휜 것을 지칭하나, 실제로는 단순한 2차원적인 기형이 아니라 추체 자체의 회전 변형과 동반되어 옆에서 보았을 때에도 정상적인 만곡 상태가 아닌 3차원적인 기형 상태이다.

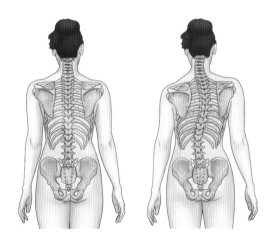

원인

- 85~90%가 원인을 알 수 없는 특발성 척추측만증
- 선천적인 척추 기형
- 중추신경계나 신경학적 이상으로 발생
- 잘못된 자세나 편측성 운동과 같은 나쁜 생활습관

증상

- 만곡의 각도가 70~80° 이하인 경우에는 대부분 증상이 없거나, 일반적인 요통을 호소한다.
- 90~100°에서는 운동 중 호흡곤란이 나타나고, 120° 이상의 심한 흉부 만곡의 경우 폐활량이 유의하게 감소하여 폐성심(pulmonary heart disease)이 발생하게 된다.

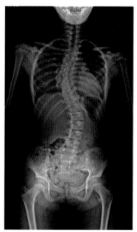

척추측만증 환자의 x-ray 사진

척추측만증 자가 진단법

- 바른 자세로 서 있을 때 좌우 어깨 높이가 비대칭이다.
- 바른 자세로 서 있을 때 한쪽 어깨 견갑골이 더 튀어나와 있다.
- 바른 자세로 서 있을 때 한쪽 갈비뼈가 더 튀어나와 보인다.
- 양발을 붙이고 허리를 앞으로 구부렸을 때 한쪽 등이 더 튀어나와 있다.
- 바른 자세로 누워 양쪽 무릎을 굴곡했을 때 높이가 서로 일치하지 않는다.
- 좌우 골반의 높이가 다르다.
- 양쪽 다리길이가 차이가 난다.

척추측만증 검사

똑바로 서서 두발을 모으고 무릎을 편 자세에서 허리를 구부리게 한다. 뒤에서 바라봤을 때, 등의 어느 한쪽 높낮이가 서로 다른지 살펴본다.

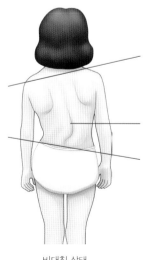

비대칭 상태

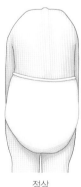

정상

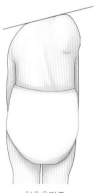

척추측만증

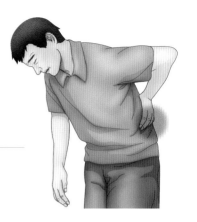

7 퇴행성 디스크
Degenerative disc disease

정의

척추를 구성하고 있는 뼈와 디스크에 노화현상이 일어나는 것으로 척추관절에 퇴행 변성이 발생되어 척추 신경이 강한 압박을 받아 생기는 질환이다.

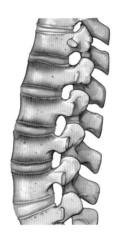

원인

- 운동부족으로 인한 근력약화
- 잘못된 자세와 생활습관으로 인해 지속적으로 척추에 가해지는 자극
- 허리를 굽히거나 들어 올리는 등의 반복적 작업
- 영양불균형, 흡연, 스트레스 등에 의해 발생

증상

- 구부리고 앉아서 일할 때 통증이 증가되고, 허리를 펴기 힘들어 진다.
- 허리의 일부분이나 전체가 아프고 시리다.
- 오래 앉아 있을 때 통증이 있거나 오래 앉아 있다가 일어날 때 통증이 더 심해진다.
- 아침에 허리가 굳은 느낌을 받다가 조금씩 움직이면 나아진다.

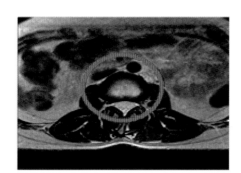 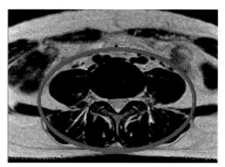

정상 디스크 MRI 사진   퇴행성 변형이 일어난 환자의 MRI 사진

정상 디스크에서 퇴행성 변성이 일어나면 수분함량이 감소학 말랑말랑한 디스크가 점차 딱딱한 고형물로 변하여 디스크가 점차 딱딱한 고형물로 변하여 디스크의 두께가 얇아진다. 이렇게 형성된 디스크는 탈출되기도 한다.

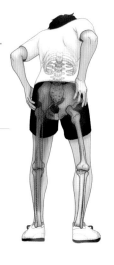

8 이상근 증후군
Piriformis syndrome

정의

이상근 증후군은 좌골신경에 발생한 압박, 손상, 염증 등으로 인해 좌골 신경과 관련된 부위(대퇴부, 종아리, 발 등)를 따라 나타나는 통증을 말한다. 좌골신경과 관련된 통증은 허리나 엉덩이에서부터 아래쪽으로 대퇴부와 다리까지 통증이 있을 수 있고, 발과 발가락의 통증을 동반할 수도 있다.

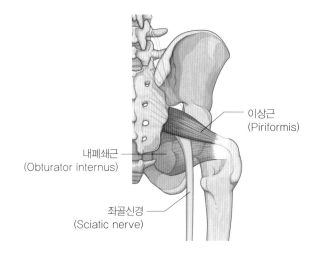

이상근
(Piriformis)

내폐쇄근
(Obturator internus)

좌골신경
(Sciatic nerve)

원인

- 좌골신경이 압박당하고 손상되어 염증 발생
- 교통사고 또는 낙상과 같은 외상으로 인해 좌골신경이 손상되었을 경우
- 허리디스크 혹은 척추관 협착증(spinal stenosis)과 같은 척추질환에 의해 통증 발생

증상

- 통증이 허리에서 시작되어 엉덩이, 대퇴, 하퇴 그리고 발까지 뻗치게 된다.
- 통증은 일반적으로 무디고 쑤시거나 타는 듯하게 느껴진다.
- 가끔 점진적으로 시작되어 밤 동안에 나빠지고 운동에 의해 악화된다.
- 다리의 무감각, 저리는 등과 같은 감각 소실이 있고, 다리 근력도 약화된다.

좌골신경통 유발 검사

하지직상검사

① 한 손으로 뒤꿈치를 잡고 다른 한 손으로 무릎을 눌러 편 상태에서 다리를 들어 올리다가 환자가 통증을 느끼는 지점에서 다리를 약간 내린다.

② 그 다음 환자의 족관절을 배측 굴곡시켜 좌골신경을 신장 시키면 좌골 신경통을 유발할 수 있다.

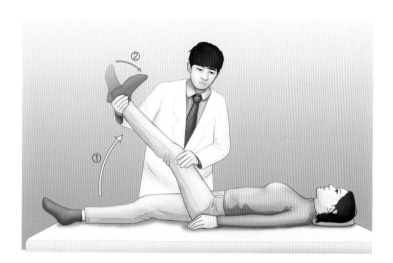

9 슬개대퇴동통 증후군
Patellofemoral pain syndrome

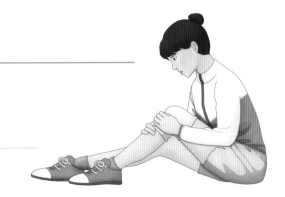

정의

슬개대퇴동통 증후군이란 슬관절 전방 통증을 나타내는 포괄적인 용어로써, 슬개골 연골연화증, 슬개골건염, 슬개골 활액낭염, 슬개골 만성 아탈구, 활막 추벽(synovial plica)등이 포함된다. 슬관절 질환자 중 20%가 슬개대퇴동통 증후군이며, 특히 여성과 청소년에게서 높은 발생률을 보인다.

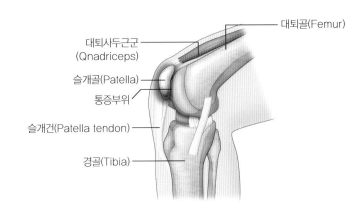

대퇴골(Femur)

대퇴사두근군
(Qnadriceps)

슬개골(Patella)

통증부위

슬개건(Patella tendon)

경골(Tibia)

원인

- 슬개골에 가해지는 비정상적인 외력
- 슬관절의 과도한 사용(반복적인 점프, 달리기 등)
- 내측광근(vastus medialis obliquus: VMO)의 근력 약화
- 가자미근(soleus), 슬괵근(hamstring), 대퇴근막장근(tensor fasciae latae)의 단축
- 평발, 오목발, Q angle의 증가, 슬개골의 부정렬 등에 의해서 발생

증상

- 계단을 올라가거나 내려올 때, 경사진 도로를 걸을 때, 쪼그려 앉거나 오랜 시간 앉아 있을 때와 같이 슬개대퇴 관절에 압력을 증가될 때 통증이 발생한다.
- 갑자기 다리에 힘이 풀리면서 균형을 잡고 서 있을 수 없는 경우도 있다.

슬개대퇴동통 증후군을 유발하는 하지 구조물의 부정렬

◉ 족부변형

평발이란 발에서 가장 흔한 변형으로, 발바닥의 안쪽 아치(arch)가 비정상적으로 낮아지거나 소실되는 변형이다. 이와 반대로 오목발은 발의 아치가 너무 높은 상태를 말한다.

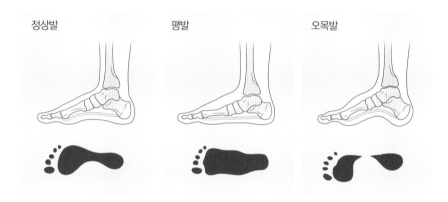

정상발   평발   오목발

◉ Q-angle의 증가

Q-angle은 의학적으로 무릎 인대의 중심선의 교차점과 슬개골 중앙으로부터 전상장골극(ASIS: anterior superior iliac spine)까지의 중심선이 교차해 이루는 각을 의미한다.

정상 Q-angle의 범위는 남자는 8~10°, 여자는 12~16°이며, 여자가 남자보다 Q-angle이 큰 이유는 여성이 남성에 비해 골반이 넓은 것과 관계가 된다. 남성의 비정상적인 Q-angle은 20° 이상, 여성은 15° 이상으로 과도한 Q-angle의 증가는 슬개골의 통증을 유발할 수 있다. 보통 왼쪽 다리의 각 보다는 오른쪽 다리의 각이 크며 또한 잦은 빈도의 대퇴사두근 운동을 하는 것이 낮은 Q-angle과 연관이 있다.

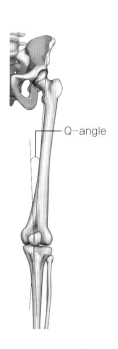

Q-angle

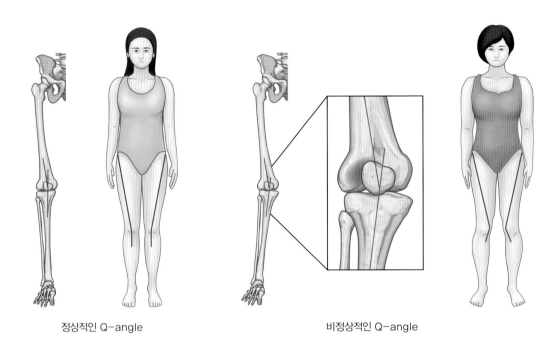

정상적인 Q-angle   비정상적인 Q-angle

● **슬개골의 부정렬**

슬개골은 대퇴골 원위부의 전방에 위치하여 슬관절의 전방을 보호하며 대퇴사두근의 신전기전에 역학적 도움을 주고 있다. 슬관절의 굴곡 및 신전 운동시 슬개골이 안정된 위치를 차지하고 정상적인 기능을 수행하려면 ① 대퇴 슬개관절의 관절 면의 모양, ② 대퇴골과 경골이 이루는 각도, ③ 경골 결절로부터의 슬개골의 높이, ④ 슬관절의 안정에 관여하는 동적 안정성(대퇴사두근, 슬관절 굴곡근)과 정적 안정성(대퇴 슬개관절의 형태, 내외측 슬개지대, 내외측 대퇴 슬개인대 및 슬개건)의 기능이 정상이어야 한다.

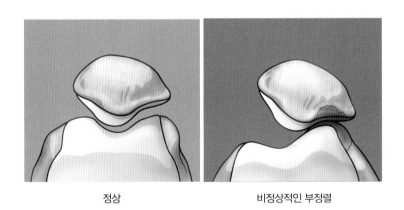

정상   비정상적인 부정렬

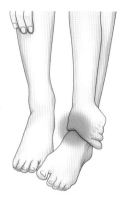

10 거골하관절염
Subtalar arthritis

정의

거골하관절염은 발목을 구성하는 거골(talus)과 종골(calcaneus)이 만나서 이루는 관절의 거골 아래 부위에 염증이 생긴 질환이다.

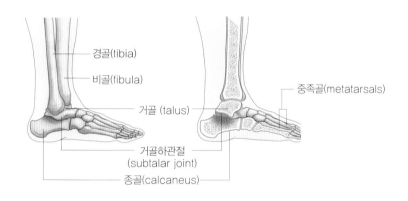

거골하관절염 통증 부위

원인

* 달리기와 같이 발목의 내번, 외번 동작을 지속적으로 반복하는 운동을 과도하게 했을 경우
* 종골 골절, 거골 골절로 인해 발생되거나, 거골하관절의 불안정에 의해서도 발생됨

증상

* 표면이 울퉁불퉁한 곳에서는 걷기가 힘들다.
* 체중이 실리면 통증이 유발된다.
* 족근동증후군(sinus tarsi syndrome)을 동반할 수도 있다.

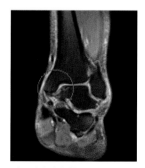

거골하관절염 환자의 MRI 사진

11 아킬레스건염
Achilles tendinitis

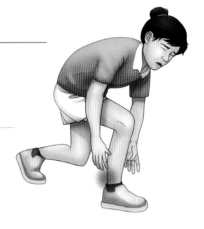

정의

아킬레스건염은 아킬레스건, 건초(tendon sheath), 건방조직(paratenon)에 발생되는 염증성 질환을 말한다. 달리기나 점프와 같이 건에 과도한 장력(tension)이 가해지는 동작을 반복할 경우 건을 감싸는 조직이나 건방에 염증이 발생될 수 있다. 종골 정지부에서 근위로 2~6cm 부위의 아킬레스건 주위에 일반적인 통증과 경직이 나타나는 경우가 많다.

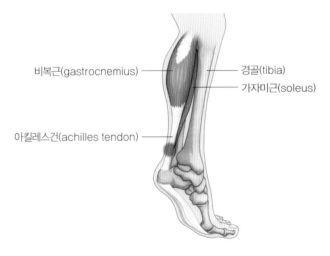

비복근(gastrocnemius)
경골(tibia)
가자미근(soleus)
아킬레스건(achilles tendon)

아킬레스건염 통증 부위

원인

- 작은 신발이나 굽이 높은 구두를 장시간 신을 경우
- 장시간 걷거나 달리기를 할 경우 역학적 스트레스를 받아 비세균성 염증 발생
- 갑작스러운 체중 증가로 인하여 종아리 근육 부담 증가
- 충분한 회복시간 없이 운동 지속시간과 강도를 지나치게 증가시킬 경우 질환을 악화시킴

증상

- 아킬레스건의 주위가 붉어진다.
- 운동을 하면 종아리 뒤쪽으로 찌릿하고 타는 듯한 통증이 발생한다.
- 열감과 부종이 동반되거나 종아리에 쥐가 잘 난다.
- 아침에 일어나 첫 걸음을 디딜 때 발꿈치 통증이 느껴진다.

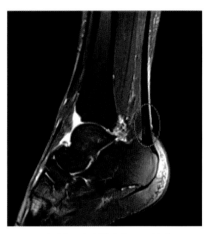

아킬레스건염 환자의 MRI 사진

아킬레스건염 이학적 검사

아킬레스건염은 아킬레스 힘줄에 통증이 있고 이학적 검사에서 아킬레스 힘줄에 압통(압력을 주어 힘줄을 집거나 눌러보았을 때 환자가 통증을 호소하는 것)이 있는 것으로 진단한다. 발뒤꿈치의 아킬레스 힘줄이 붙는 자리를 먼저 만지면서 힘줄이 단단해져 있거나 거칠어진 부분이 있는지를 찾는다. 또한 눌렀을 때 통증이 있는지, 즉 압통이 있는지를 확인한다.

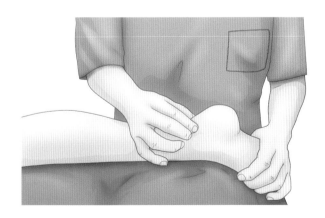

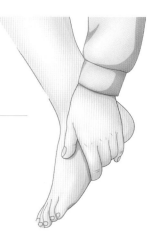

12 족저근막염
Plantar fasciitis

정의

  족저근막염은 발의 아치를 유지하고 충격을 흡수하며 체중이 실린 상태에서 발을 들어 올리는데 도움을 주어 보행 시 발의 역학에 중요한 역할을 한다. 이러한 족저근막이 반복적인 미세 손상을 입어 근막을 구성하는 콜라겐의 변성이 유발되고 염증이 발생한 것을 족저근막염이라 한다. 발뒤꿈치 통증의 대표적인 질환으로 알려져 있다.

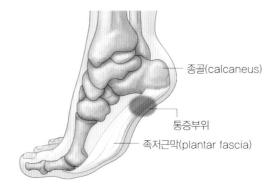

종골(calcaneus)

통증부위

족저근막(plantar fascia)

원인

- 족저근막에 지속적으로 과부하가 가해지거나 섬유조직이 너무 늘어난 경우
- 거골하 관절의 과도한 회내, 양쪽 다리 길이 차이와 같은 하지 부정렬의 문제가 있는 경우
- 비복근과 가자미근의 경직
- 비만, 임신 등으로 인한 급격한 체중 증가는 족저근막의 과긴장을 유발해 족저근막염을 발생시킬 수 있음
- 바닥이 얇은 신발과 같이 발바닥 아치를 지지하기에 불충분한 신발을 신고 다닐 경우
- 오래 서서 일을 하거나, 운동을 과도하게 했을 경우

증상

- first-step pain: 아침에 첫발을 내딛자마자 발뒤꿈치와 발바닥에 강한 통증이 유발된다.
- 오랫동안 앉아 있다가 걷기 시작할 때 통증과 강직이 생기고 계속 걷거나 활동을 하면 통증이 줄어든다.

- 발바닥을 누르면 아프다(주로 종골 결절 내측에 통증이 발생)
- 발가락을 후굴(dorsi flexion) 시키면 통증이 심해진다.

족저근막염의 검사

촉진을 통한 증상의 확인이 주된 검사 방법이다. 발뒤꿈치 뼈 전내측 종골 결절 부위의 명확한 압통점을 찾으면 진단이 가능하고, 족저근막의 방향을 따라 발바닥에 전반적인 통증을 보이는 것을 확인할 수도 있다. 발가락을 발등 쪽으로 구부리거나 환자가 발뒤꿈치를 들고 서 보게 하여 통증이 증가되는 것을 보는 것이 진단에 도움이 된다.

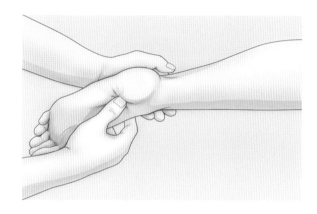

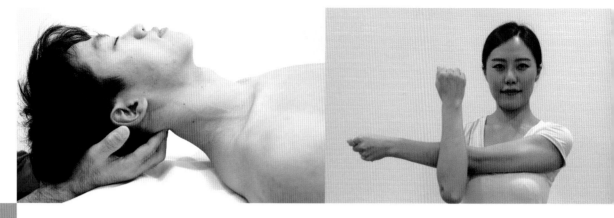

III

심부조직 마사지의 질환별 적용

질환별
심부조직 마사지와 운동

1 턱관절 증후군
Temporomandibular joint disorder

■ 적용

- 턱관절 주변 근육의 단축
- 턱관절 촉진 시 압통이 있는 경우
- 턱관절 움직임 제한
- 턱관절 움직임 시 소리가 나는 경우
- 음식물 저작활동에 제한이 있는 경우

■ 금기사항

- 치아 교정기를 착용한 경우
- 마사지하고자 하는 부위에 열상이 있을 경우
- 얼굴 전면에 걸쳐 심각한 뾰루지 또는 여드름이 난 경우

01 technique

LOCATION

견갑거근(levator scapulae muscle), 승모근 상부(upper trapezius), 대후두직근(rectus capitis posterior major)

POSITION

누워서

PROCEDURE:

① 2, 3, 4, 5번 손가락을 환자의 목 뒷부분에 가져다 댄다.

② 손가락에 힘을 주어 환자의 목 근육을 누르면서 아래에서 위로 천천히 부드럽게 쓸어 올린다. (5~7회 반복)

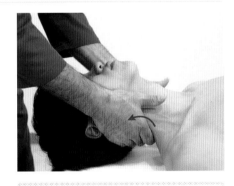

 Tip. 마사지를 받는 동안 환자가 목에 힘을 빼도록 하고, 턱을 들어올리지 않도록 주의시킨다.

02 technique

LOCATION

두판상근(splenius capitis), 경판상근(splenius cervics)

POSITION

누워서

PROCEDURE:

① 환자의 목을 45° 회전시킨 후 한쪽 손으로는 머리를
  고정시키고 반대쪽 엄지로 지그시 눌러준다. 이때
  목을 좌우로 조금씩 움직여주면서 마사지하면 더욱
  효과적이다. (5~7회 반복)

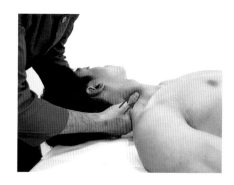

03 technique

LOCATION

사각근(scalene muscle)

POSITION

누워서

PROCEDURE:

① 승모근 상부를 고정시키고 엄지를 눕혀서 지그시 눌
  러 쇄골 상부를 풀어준다. (5~7회 반복)

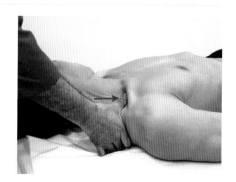

04 technique

LOCATION:

교근(masseter), 내ㆍ외측 익돌근 (medial · lateral
pterygoid)

POSITION

누워서

PROCEDURE:

① 3, 4번 손가락을 이용하거나 엄지를 이용하여 입을
  벌리면서 압박해주고 손가락에 힘을 뺐다가 입을 다
  물면서 압박해준다. (5~7회 반복)

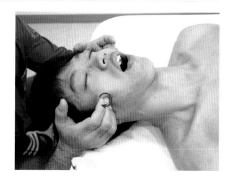

 Tip. 익돌근은 심부에 위치하고 있어서 촉진이 불가능
하다. 하지만 턱관절에 움직임(벌리고 다물기)을 주면
서 턱관절을 압박해주면 간접적으로 익돌근을 이완시
킬 수 있다.

technique

LOCATION

측두근(temporalis)

POSITION

누워서

PROCEDURE:

① 환자를 바로 눕히고 3, 4번 손가락을 이용해 환자의
측두근을 지그시 눌러주면서 시계방향으로 돌려준
다. (5~7회 반복)

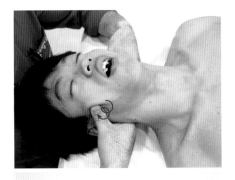

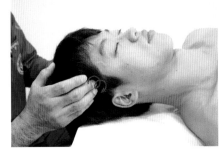

 Tip. 측두근은 턱이 움직일 때 고정하는 역할을 하기 때문
에, 경직되었을 경우 측면근육의 당김을 유발하여 턱의
움직임을 힘들게 하고 스트레스를 유발한다.

턱관절 증후군에 도움이 되는 운동

턱관절 증후군은 턱뼈 자체에만 문제가 있는 것이 아니라 턱을 형성하고 있는 관절의 문제이기 때문에 턱관절과 주변 모든 근육들을 운동시켜 주어야 한다. 특히, 목근육의 단축으로 인해 양쪽 측면근육의 길이가 불균형해지면 턱관절의 움직임이 비정상적으로 이루어져 질환이 더욱 악화될 수 있으므로 양쪽 측면근육을 이완시켜 주는 것이 중요하다.

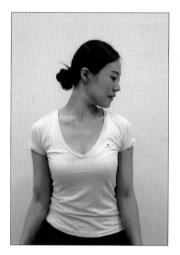

1. 견봉 바라보기

허리를 곧게 세우고 앉아 턱이 견봉에 닿는다는 느낌으로 목을 돌려 어깨 끝을 바라본다. (10초 유지/3회 반복)

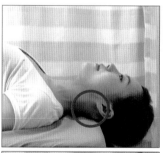

2. 누워서 입 벌렸다 다물기

침대 끝에 목을 걸치고 누워 스트레칭을 하면 협근과 내측 익돌근을 더욱 효과적으로 이완시킬 수 있다. 그림과 같이 침대 끝에 목을 걸치고 누워 입을 벌려 5초간 유지하고 다문다. (10회 반복)

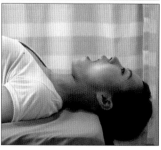

 Tip. 침대 끝에 목을 걸치고 누워 스트레칭을 하면 협근과 내측 익돌근을 더욱 효과적으로 이완시킬 수 있다.

2 목 디스크
Cervical herniated nucleus pulpususdisc

■ 적용	■ 금기사항
• 목근육의 경직	• 심각한 경추 디스크 탈출이 있는 경우
• 관절가동범위가 제한된 사람	• 경추부에 골절이 있는 경우
• 사경(torticollis)	• 목, 허리 디스크 수술을 한 사람
• 편타성 손상	

01 technique

LOCATION
사각근(scalenus), 흉쇄유돌근(sternocle-idomastoideus), 두판상근(splenius capitis), 경판상근(splenius cervicis)의 이완 및 경추부 견인

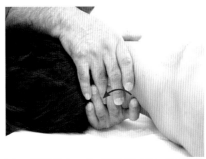

POSITION
누워서

PROCEDURE:
① 양손가락을 교차해서 환자의 후두부쪽을 감싸 잡고 엄지는 환자의 턱에 가볍게 댄다.

② 환자의 머리가 바닥에서 살짝 들릴 정도로 힘을 주어 환자의 후두부를 직선방향으로 견인한다. 이때 환자의 목근육에 통증이 유발되거나 불편감이 느껴지지 않도록 힘을 조절하며 실시한다. (3~5회 반복)

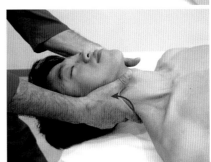

 Tip. 경추부에서 일어나는 모든 움직임에 관여하는 상부 1, 2, 3 경추부 가동을 증진시켜 줌으로써 하부 디스크에 가해지는 부하를 줄여줄 수 있다.

02 technique

LOCATION
소후두직근(rectus capitus posterior minor), 극간근(interspinales), 횡돌간근(intertrans-versarii)

POSITION
누워서

PROCEDURE:
① 환자의 후두부에 시술자의 2, 3, 4, 5 손가락을 가져다 댄다.
② 양 손가락을 직각으로 세워 근육을 지그시 눌러주면서 환자의 턱이 3 cm정도 들리게 밀어 올리고 4초간 유지한 후 내린다. (3~5회 반복).

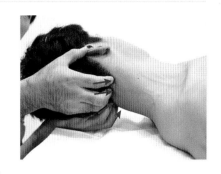

03 technique

LOCATION
두판상근(splenius capitis), 경판상근(splenius cervics)

POSITION
누워서

PROCEDURE:
① 환자의 목을 60° 정도 오른쪽으로 회전시킨 다음 엄지를 이용해 지그시 눌러주면서 반대쪽 손으로는 환자의 머리를 후방으로 조금씩 움직여준다.
② 5~7회 반복한 다음 반대쪽도 같은 방법으로 마사지 해준다.

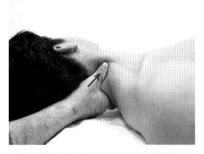

 Tip. 목을 움직여주면서 마사지하면 목 디스크로 인한 경추 관절가동범위의 제한을 개선시켜 경추부의 굴곡, 신전 및 회전 범위를 증가시켜 준다.

04 technique

LOCATION
경추 6,7번과 흉추 1,2번의 견인 및 이 부위를 지나는 모든 근육의 이완(두판상근, 경판상근, 두반극근, 경반극근, 장늑근, 최장근, 극근, 횡돌간근)

POSITION
누워서

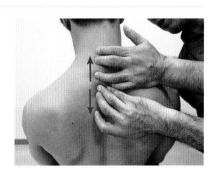

PROCEDURE:

① 시술자의 양손을 환자의 경추 6, 7번과 흉추 1, 2에 위치하게 하고 손가락에 힘을 주어 압박하면서 척추 사이의 공간을 넓혀주듯이 극돌기를 바깥쪽으로 밀어준다. (5~7회 반복)

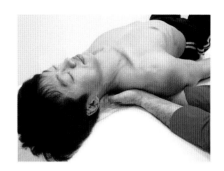

05 technique

LOCATION

승모근 상부(upper trapezius), 두판상근(splenius capitis), 경판상근(splenius cervicis)

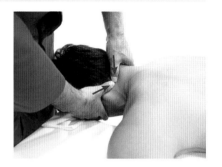

POSITION

엎드려서

PROCEDURE:

① 양손 엄지를 이용해 환자의 왼쪽 목근육을 지그시 눌러주면서 문질러준다.
② 한 지점 당 3회 정도 반복하고 목근육의 기시부에서 정지부위로 손을 이동해 가며 마사지해준다. (3~5회 반복)
③ 반대쪽도 같은 방법으로 실시한다.

06 technique

LOCATION

극간근(interspinales), 디스크 섬유륜, 후종인대(posterior longitudinal ligament)의 이완, 경추 3~7번 및 흉추 1, 2번 극돌기의 가동화

POSITION

엎드려서

PROCEDURE:

① 시술자의 양손 엄지를 이용해 경추의 극돌기를 지그시 눌러준다.
② 이때 환자의 얼굴이 바닥에 너무 압박되지 않도록 힘을 조절하여 실시한다. 한 지점 당 3회 정도 반복하고 손을 이동해 실시한다. (3~5회 반복)

07 technique

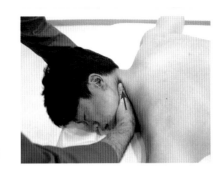

LOCATION
사각근(scalenus)

POSITION
엎드려서

PROCEDURE:
① 한쪽 손으로는 환자의 머리를 고정시키고 반대쪽 손 엄지를 이용해 사각근을 지그시 눌러준다.
② 한 지점 당 3회 정도 반복하고 목근육의 기시부에서 정지부위로 손을 이동해 가며 마사지해준다. (3~5회 반복)

08 technique

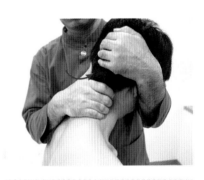

LOCATION
회선근(rotator)과 횡돌간근(intertran-sversarii)

POSITION
앉아서

PROCEDURE:
① 한쪽 손으로는 환자의 머리를 감싸 안고 시술자 쪽으로 환자의 목을 가볍게 회전시키면서 반대쪽 손 엄지로 환자의 경추부 회선근을 압박한다.
② 한 지점 당 3회 정도 반복하고 기시부에서 정지부위로 손을 이동해 가며 마사지해준다. (3~5회 반복)
③ 반대쪽도 같은 방법으로 실시한다.

 Tip. 목을 회전시키면서 마사지해 주면 경추부의 회선근을 효율적으로 이완시켜 줄 수 있을 뿐만 아니라 관절가동범위도 함께 증가시켜 줄 수 있다.

09 technique

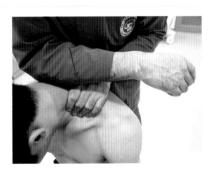

LOCATION
경부 상부흉추부의 스트레칭 상태에서의 압박법

POSITION
앉아서

PROCEDURE:
① 환자가 앉은 상태에서 힘을 빼고 흉추부와 경추부를 굴곡시키도록 한다. 이 자세를 취하는 것만으로도 경추부와 흉추부위를 이완시킬 수 있지만, 심부는 이완되지 않기 때문에 시술자의 팔꿈치 앞쪽을 이용해 경추부를 지그시 눌러준다.

② 한 지점 당 3회 정도 반복하고 기시부에서 정지부위로
　손을 이동해 가며 압박해준다. (3~5회 반복)

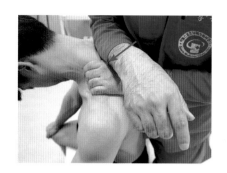

technique 10

LOCATION
경추관절부와 디스크 섬유륜의 이완

POSITION
앉아서

PROCEDURE:
① 시술자의 양손 2, 3, 4, 5 손가락으로 환자의 쇄골을 고
　정시키고 양손 엄지를 환자의 경추부 극돌기에 가져다
　댄다.
② 환자가 경추부를 뒤로 신전시킬 때 동시에 양손 엄지
　로 경추부 극돌기를 지그시 눌러준다. (5회 반복)

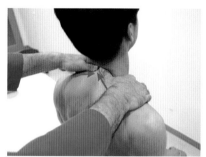

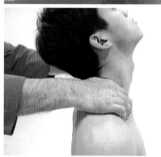

technique 11

LOCATION
흉추의 심부근육 스트레칭

POSITION
앉아서

PROCEDURE:
① 환자를 앉힌 다음 양손을 깍지 껴 후두부위에 가져다
　대도록 한다.
② 시술자의 무릎을 이용하여 환자의 흉추부를 받친 후
　환자의 어깨를 후방으로 잡아 당기면서 무릎으로 흉추
　를 밀어준다. (10초 유지/ 3~5회 반복)

 Tip. 흉추의 후만을 개선시켜
경추가 전방으로 전위되는 것
을 막아준다.

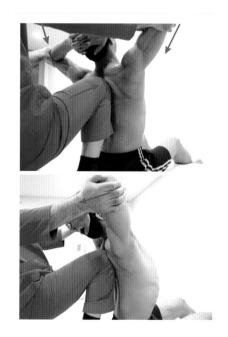

목 디스크에 도움이 되는 운동

경추 디스크에 가해지는 부하를 줄여주기 위해 목 주변 근육을 이완시켜 주고 경추를 안정화시켜 줄 수 있는 운동을 하는 것이 좋다.

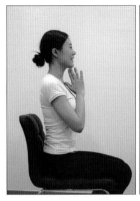 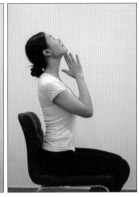

1. 굴곡근 스트레칭

손을 모아 손끝을 턱에 대고 턱을 가볍게 밀어올려 하늘을 바라본다. (10초 유지/3회 반복)

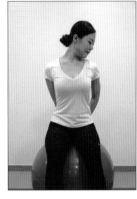

2. 측면근육 스트레칭

허리를 펴고 앉아 스트레칭하고자 하는 쪽 팔을 아래로 잡아당기면서 턱이 견봉에 닿도록 측면으로 굴곡시킨다. (10초 유지/3회 반복)

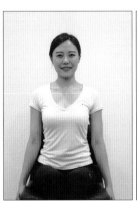 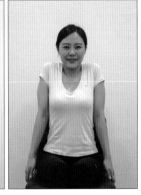

3. 어깨 올렸다 내리기

양쪽 어깨를 최대한 끌어올렸다가 툭 떨어뜨린다. (5회 반복)

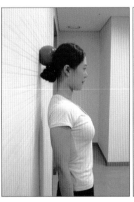 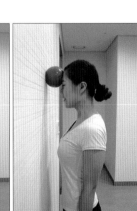

4. 목 근육 강화 운동

그림과 같이 공이나 쿠션을 벽에 대고 서서 지그시 눌러 준다. (10초 유지/7회 반복/2세트)

3 테니스 엘보우
외측상과염, Lateral epicondylitis

■ **적용**

- 손목에 힘을 주어 비트는 동작 등을 했을 때 통증이 있는 경우
- 감소된 관절가동범위
- 팔꿈치 촉진 시 압통이 있는 경우
- 팔을 무리하게 자주 쓰는 사람
- 전완으로 방사통이 있는 경우

■ **금기사항**

- 심각한 부종이 있는 경우
- 열창이 있는 경우
- 말초혈관질환자
- 심장질환자

01 technique

LOCATION:

상완요골관절(humeroradial joint)과
요척관절(radioulnar joint)

POSITION:

앉아서

PROCEDURE:

① 환자의 팔꿈치를 굴곡 시킨 후 천천히 신전시키면서 시술자의 엄지로 상완요골관절부위를 지그시 눌러 준다.

② 관절부위에 통증이 유발되는지 확인하면서 힘을 조절하여 실시한다. (5~7회 반복)

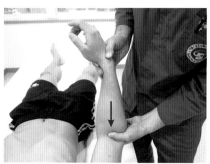
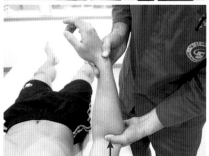

 Tip. 초기 파열된 상태나 완전 파열 시에는 마사지를 삼가하고, 부분 파열 시에는 손상된 지 6주 정도 지난 다음 실시하는 것이 좋다.

02 technique

LOCATION:

상완삼두근의 정지부(insertion of triceps)와 상완요골근의 기시부(origin of brachioradialis)

POSITION:

누워서

PROCEDURE:

① 한쪽 손으로는 환자의 손목을 잡고 반대쪽 손으로 팔꿈치를 잡는다. 이때 엄지는 팔꿈치뼈 위
쪽에 2, 3, 4, 5번 손가락은 팔꿈치 안쪽에 위치하도록 한다.

② 환자의 팔꿈치를 굴곡·신전 시키면서 시술자의 엄지로 환자의 상완삼두근의 정지부와 상완요
골근의 기시부를 지그시 눌러준다. (5~7회 반복)

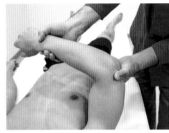 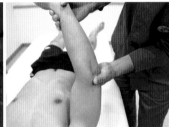 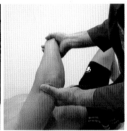 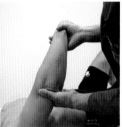

03 technique

LOCATION:

상완요골근(brachioradialis)과
척측수근굴근(flexor carpi ulnaris)

POSITION:

누워서

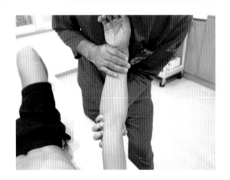

PROCEDURE:

① 한쪽 손으로는 환자의 손목을 잡고 반대쪽 손은 환
자의 주관절 전체를 감싸 잡은 후 환자의 주관절을
굴곡·신전시키면서 동시에 압박해준다. (5~7회 반복)

technique

LOCATION:

심지굴근(flexor digitorum profundus)

POSITION:

누워서

PROCEDURE:

① 시술자의 손바닥으로는 팔꿈치를 감싸 잡고 엄지를 이용하여 심지굴근의 기시부를 지그시 눌러주면서 환자의 주관절을 굴곡시켰다가 엄지의 힘을 빼면서 주관절을 신전시킨다. (5~7회 반복)

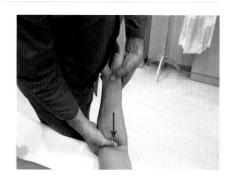

테니스 엘보우에 도움이 되는 운동

상지의 근력 및 유연성이 부족할 경우, 팔을 많이 사용해야 하는 활동 시 주관절에 부하가 가해져 손상을 입을 수 있다. 따라서 테니스 엘보우 환자들은 상지의 근력과 유연성을 향상시킬 수 있는 운동을 하는 것이 질환의 개선과 예방을 위해 무엇보다 중요하다.

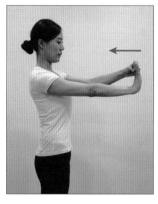

1. 신전근 스트레칭

팔을 곧게 뻗어 손바닥을 잡고 몸 쪽으로 당겨준다.
(10초 유지/3회 반복)

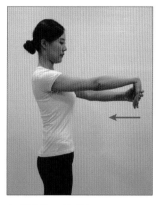

2. 굴곡근 스트레칭

팔을 곧게 뻗어 손등을 잡고 손끝을 몸 쪽으로 당겨준다.
(10초 유지, 3회 반복)

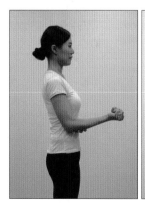

3. 상완이두근 강화운동

손끝으로 팔꿈치를 가볍게 받쳐 고정시키고 팔꿈치를 구부렸다가 서서히 편다. 이때 팔꿈치를 완전히 펴지 말고 80% 정도만 펴도록 한다. (10회 반복/2세트)

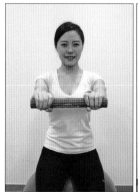
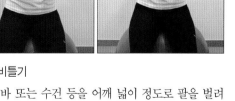

4. 손목 비틀기

플렉스 바 또는 수건 등을 어깨 넓이 정도로 팔을 벌려 잡고 비틀어 준다. (10회 반복/2세트)

4 오십견
Frozen shoulder

■ **적용**	■ **금기사항**

■ **적용**

- 팔을 들어올리기 힘든 경우
- 어깨 통증으로 인해 잠을 자기 힘든 사람
- 견관절에 상해를 입은 사람
- 팔을 많이 쓰는 사람

■ **금기사항**

- 말초혈관 질환이 있는 경우
- 임파선 질환이 있는 경우
- 심장질환자 또는 유방암 환자
- 급성 외상 환자

01 technique

LOCATION:

극하근(infraspinatus), 대흉근(pectoralis major)

POSITION:

앉아서

PROCEDURE:

① 한쪽 손으로는 전완을 잡고 반대 손으로는 극하근과 대흉근을 움켜쥐듯이 잡은 후 환자의 팔을
내·외회전시키면서 압박해준다. (5~7회 반복)

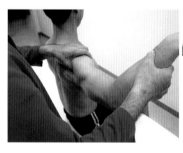 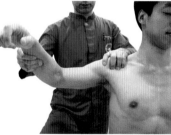 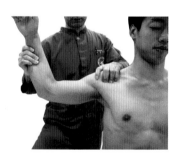

02 technique

LOCATION:

대흉근(pectoralis major), 관절와 상완관절(glenohumeral joint)의 이완

POSITION:

누워서

PROCEDURE:

① 환자의 팔을 잡고 환자의 팔을 내·외회전시키면서 대흉근과 관절을 함께 압박해준다. 이때 유착이 심한 경우에는 압박하는 힘과 팔의 움직임 범위를 감소시켜 실시한다. (5~7회 반복)

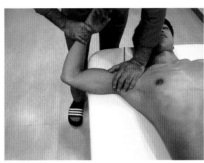 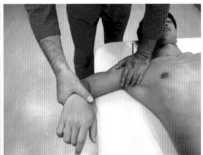

03 technique

LOCATION:

대원근(teres major), 소원근(teres minor)

POSITION:

누워서

PROCEDURE:

환자의 팔을 거상시킨 후 아래 그림과 같이 양손으로 고정하고 무릎의 슬개골하부 부드러운 부위로 지그시 눌러준다. (5~7회 반복)

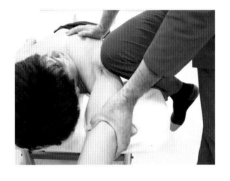

04 technique

LOCATION:

삼각근(deltoideus)

POSITION:

옆으로 누워서

PROCEDURE:

① 한쪽 손으로 환자의 팔꿈치 근위부를 잡고 반대쪽 손으로는 삼각근 전후부를 고정시킨다.

② 관절을 앞으로 밀었다가 후방으로 당긴다. (5~7회 반복)

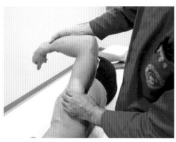 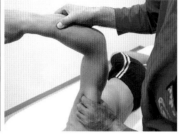 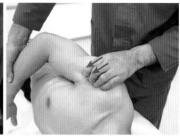

05 technique

LOCATION:

전거근(serratus anterior), 견갑하근(subscapularis)

POSITION:

누워서

PROCEDURE:

좌측 무릎을 이용하여 상완을 고정하고 견갑골 하각 부위를 깊게 잡은 후 당겨 준다. (5~7회 반복)

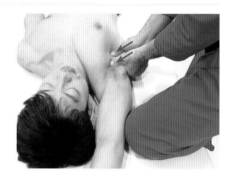

06 technique

LOCATION:

견갑하근(subscapularis), 전거근(serratus anterior)

POSITION:

엎드려서

PROCEDURE:

① 상완을 내회전시켜 손을 뒤로한 후 좌측 무릎을 이용하여 어깨를 고정하고 팔꿈치를 아래로 가볍게 눌러 견갑골이 열리게 한다.

② 견갑 내측부를 당겨서 스트레칭시킨다. (3~5회 반복)

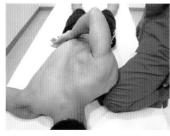 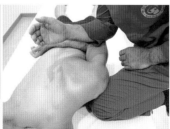 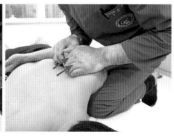

오십견에 도움이 되는 운동

오십견의 경우 활동을 하지 않을 경우 더욱 질환이 악화되기 때문에 통증이 있어도 적극적으로 운동치료를 해야 하는 질환이다. 굳은 관절을 부드럽게 해줄 수 있는 스트레칭 및 관절가동화 운동을 중점적으로 해 주는 것이 좋다.

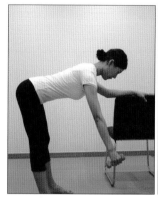
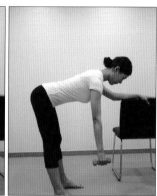

1. 아령을 이용한 운동

아령을 들고 힘을 뺀 상태에서 팔을 떨어뜨려 천천히 원을 그리며 흔들어 준다. (10회 반복/2세트)

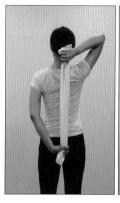
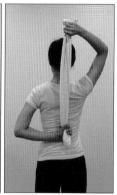

2. 수건을 이용한 운동

수건의 양끝을 두 손으로 각각 잡고 아래, 위로 당겨준다. 수건을 넓게 잡을수록 운동이 쉬우므로 통증정도와 상태에 맞게 수건 잡는 간격을 조절한다.

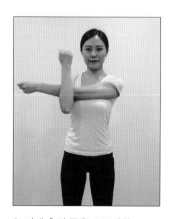

3. 어깨 후면 근육 스트레칭

팔을 앞으로 뻗어 몸 쪽으로 당겨준다. (10초 유지/3회 반복)

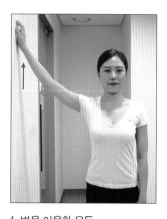

4. 벽을 이용한 운동

벽과 평행하게 서서 손가락을 벽에 대고 손가락으로 기어 올라가듯 팔을 들어올려준다. (10회 반복)

5 견관절충돌 증후군
Shoulder impingement

■ 적용

- 오버헤드 동작을 많이 하는 운동선수
- 무거운 짐을 들어올리는 등의 팔을 많이 쓰는 사람
- 급성 견관절 상해
- 팔을 들어 올릴 때 통증
- 팔을 들어 올릴 때 클릭음 발생
- 견봉 전면부 촉진 시 압통

■ 금기사항

- 회전근개 파열이 있는 경우
- 심장질환이나 유방암 환자
- 관절 내 유착이나 염증이 심한 경우

01 technique

LOCATION:

극상근(supraspinatus)

POSITION:

앉아서

PROCEDURE:

① 환자의 어깨를 고정시키고 팔꿈치 앞 3 cm 부위를 이용해 극상근의 기시부를 지그시 눌러준다. (5~7회 반복)

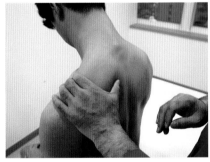

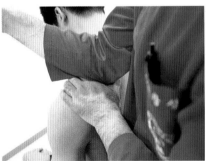

02 technique

LOCATION:

극오훼돌기(coracoid process)

POSITION:

엎드려서

PROCEDURE:

① 환자의 상완을 외전 90°, 외회전 45° 시킨 다음 팔
꿈치를 시술자 쪽으로 가볍게 당기면서 시술자의 팔
꿈치 전방 3 cm 부위를 이용해 오훼돌기를 지그시 눌
러준다. (5~7회 반복)

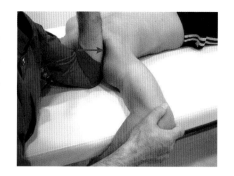

 Tip. 극상건이 오훼돌기를 통과하면서
발생되는 유착이나 염증을 개선시키
는데 효과가 있다.

03 technique

LOCATION:

극하근(infraspinatus)

POSITION:

엎드려서

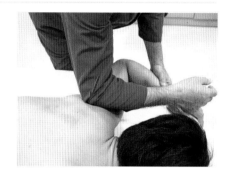

PROCEDURE:

① 환자의 팔을 아래 그림과 같이 외전 90°, 외회전
90° 시켜 고정시킨 후 팔꿈치 앞 3 cm 부위를 이용해
서 극하근을 지그시 눌러준다. (5~7회 반복)

04 technique

LOCATION:

상완이두근의 기시부(origin of biceps)

POSITION:

누워서

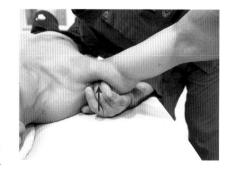

PROCEDURE

① 환자의 팔을 외전 90°, 외회전 45° 시킨 상태에서 오
훼돌기 전면부 바깥쪽을 잡고 몸 쪽으로 당기면서 팔
을 위로 조금씩 굴곡시켜준다.
　(5~7회 반복)

technique

LOCATION:

삼각근 후면(posterior deltoid), 극하근(infraspinatus)

POSITION:

앉아서

PROCEDURE:

① 환자의 환측 손을 건측 어깨 위에 올려 극하근 정지부와 삼각근 후면이 이완되도록 한 다음 엄
지를 이용해 후면 삼각근을 지그시 눌러주면서 문질러준다. (5~7회 반복)

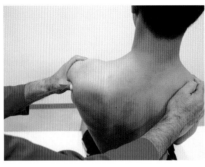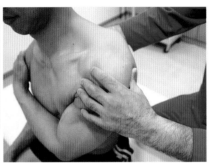

technique

LOCATION:

극상근(supraspinatus), 상완골 대결절부(greater tubercle of humerus)

POSITION:

일어서서

PROCEDURE:

① 환자가 환측 손으로 봉이나 손잡이를 잡게 한 다음 견관절이 최대한 견인될 수 있도록 한다.
② 유착된 부위를 가볍게 풀어 준다. (5~7회 반복)

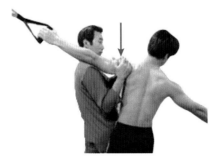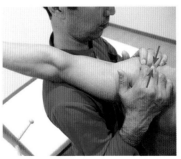

 Tip. 극상건이 오훼돌기를 통과하면서
발생되는 유착이나 염증을 개선시키
는데 효과가 있다.

07 technique

LOCATION:

오훼돌기(coracoid process)와 상완이두근의 단두(short head of biceps)

POSITION:

누워서

PROCEDURE

① 한 손으로 환자의 손목을 잡고 반대손 엄지를 이용해 상완이두근의 단두를 지그시 눌러주면서 문질러준다. (5~7회 반복)

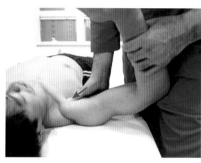 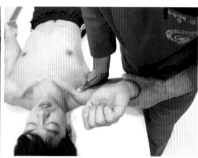

08 technique

LOCATION:

상완이두근(biceps), 관절와상완관절(glenohumeral joint)

POSITION:

누워서

PROCEDURE:

① 환자의 팔을 시술자의 대퇴부 위에 올린다.
② 관절을 양손으로 잡고 엄지를 이용하여 상완이두근 장두를 압박하면서 상완골두를 후방으로 밀어 준다. (5~7회 반복)

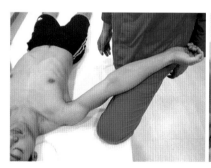 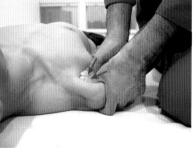

09 technique

LOCATION:

견갑하근(subscapularis)

POSITION:

누워서

PROCEDURE:

환자의 팔을 올린 상태에서 전완을 잡아 고정시키고 손바
닥을 이용해 견갑하근을 압박해준다. (5~7회 반복)

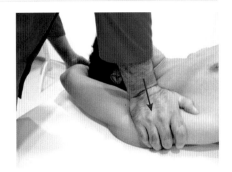

10 technique

LOCATION:

견봉돌기(acromion process)

POSITION:

엎드려서

PROCEDURE

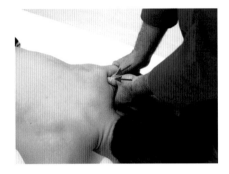

① 환자가 엎드려서 팔을 올리고 힘을 빼게 한 다음 시술
   자의 양손으로 환자의 상완골두를 감싸 잡는다.
② 양손 엄지를 이용해 견봉돌기를 천천히 밀어주며 나머지 2, 3, 4, 5번 손가락으로는 살짝 들어올
   려 준다. (5~7회 반복)

견관절충돌 증후군에 도움이 되는 운동

견관절충돌 증후군의 경우 염증성 손상과 함께 회전근개와 같은 주변 근육의 근력 약화를 촉진시킨다. 이는 질환을 더욱 악화시킬 수 있으므로 회전근개의 근력과 견관절 가동화 운동을 해주는 것이 중요하다.

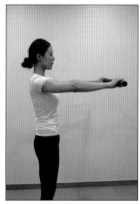
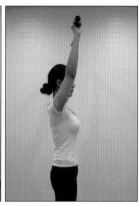
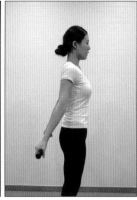
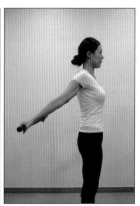

1. 굴곡, 신전 운동

막대를 자신의 어깨 넓이만큼 잡고 천천히 굴곡했다가 신전시킨다. (10회 반복/2세트)

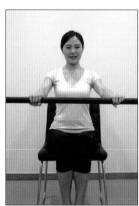
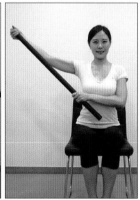

2. 내, 외전 운동

막대를 자신의 어깨 넓이만큼 잡고 천천히 외전했다가 내전시킨다. (10회 반복/2세트)

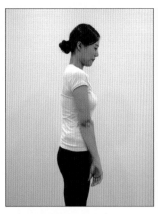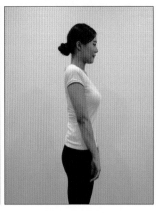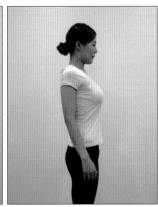

3. 어깨 돌리기

견갑골로 크게 원을 그리듯 천천히 돌려준다. (10회 반복/2세트)

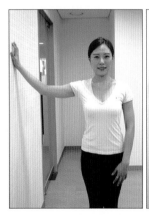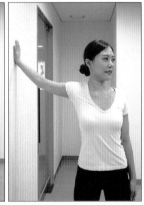

4. 상완이두근 스트레칭

벽과 평행하게 서서 손을 벽에 집은 후 천천히 가슴을 돌린다. (10초 유지/3회 반복)

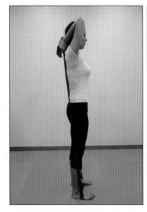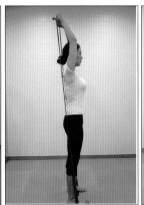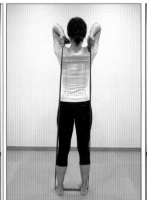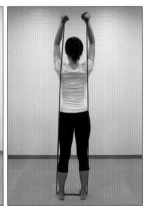

5. 어깨 후면 강화 운동

밴드 중앙을 밟고 서서 양손으로 밴드를 잡고 천천히 팔을 들어올렸다가 내린다. (10회 반복/2세트)

6 척추측만증
Scoliosis

■ 적용

- 요통이 있는 경우
- 자세 부정렬이 있는 경우
- 양측 견갑골 및 골반의 높이가 비대칭인 경우

■ 금기사항

- 심각한 허리 디스크의 돌출
- 신경 손상이 있는 경우
- 심한 골다공증 환자
- 류마티스관절염 환자
- 취약성 골절(brittle bone disease)

01 technique

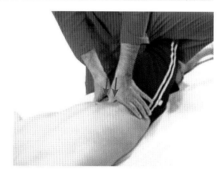

LOCATION:

요추 횡돌기(transverse process of lumbar) 전방이동 기술

POSITION:

엎드려서

PROCEDURE:

① 환자의 왼다리를 시술자의 왼다리로 감싼 후 아래 사진과 같이 후방 내전시킨다.

② 후방 내전된 하지를 고정한 후 후상장골극(PSIS; posterior superior iliac spine) 부위를 엄지손 가락을 이용하여 전방으로 지그시 눌러준다. (5~7회 반복)

02 technique

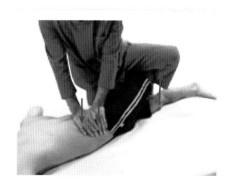

LOCATION:

요추(lumbar)에 대한 전방 mobilization

POSITION:

엎드려서

PROCEDURE:

① 환자의 하지를 후방신전 및 내전시켜 고정한 후 손바닥 을 이용해 후상장골극을 압박하며 전방으로 밀어준다. (5~7회 반복)

03 technique

LOCATION:

요추(lumbar)측만이 일어난 위치의 횡돌간격 늘리기

POSITION:

옆으로 누워서

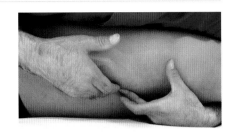

PROCEDURE:

① 양손 2,3,4 손가락을 이용하여 횡돌기의 간격을 벌리 듯 바깥쪽으로 힘을 주어 밀어주면서 동시에 가슴을 환자의 상체에 밀착해 체중이 완전히 실리도록 한 다음 바닥쪽으로 압박한다. (3~5회 반복)

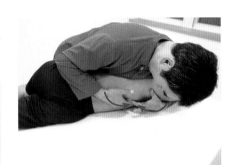

 Tip. 측만으로 인해 좁아진 횡돌기 간의 간격을 늘려 줄 수 있을 뿐만 아니라 근육도 동시에 이완시켜 줄 수 있다.

04 technique

LOCATION:

대둔근(gluteus maximus), 중둔근(gluteus medius), 소둔 근(gluteus minimus)

POSITION:

옆으로 누워서

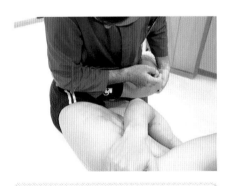

PROCEDURE:

① 환자를 옆으로 눕히고 시술자는 환자의 위쪽다리 후 방에 위치한 다음 그림과 같이 왼손으로 환자의 무릎 을 감싸 잡고 슬관절을 굴곡시킨다.

② 환자의 대퇴부를 조금씩 이동시키면서 둔부 근육을 팔꿈치로 압박해준다.

③ 골반의 장골능 위쪽조면까지 마사지해준다. (5~7회 반복)

 Tip. 측만증 유발 원인중 하나인 고관절 부정렬을 개선시켜 줄 수 있다.

05 technique

LOCATION:

요추(Lumbar vertebrae)

POSITION:

앉아서

PROCEDURE:

① 환자는 허리를 곧게 펴고 두 손을 머리 뒤로 깍지를 낀다.

② 시술자의 무릎으로 환측 횡돌기를 고정한 다음 환자의 상체를 환측 방향으로 가볍게 당겨준다.

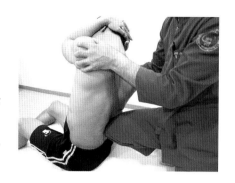

---

06 technique

LOCATION:

척추기립근(erector spinae)

POSITION:

앉아서

PROCEDURE:

① 다리를 뻗고 앉은 상태에서 척추기립근이 최대한 이완될 수 있도록 한 후 시술자의 팔꿈치를 이용하여 척추기립근을 압박해 준다. 한 지점 당 3~5회 압박해 주고 이동해서 마사지해준다.

(5~7회 반복)

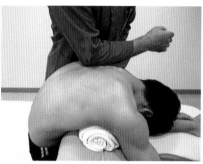

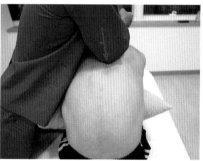

---

07 technique

LOCATION:

요추(lumbar)

POSITION:

옆으로 누워서

PROCEDURE:

① 측만이 일어난 쪽이 위로 가도록 환자를 아크바렐 위에 측면으로 눕힌다.

② 척추간극을 바깥쪽으로 밀어줄 듯이 벌려주면서 척추기립근과 늑간근을 이완시켜 준다. (5~7회 반복)

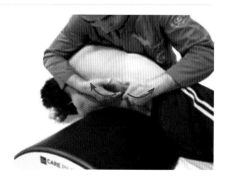

08 technique

LOCATION:

요추부의 측면 근육 이완

POSITION:

옆으로 누워서

PROCEDURE:

① 환자의 무릎과 어깨를 그림에 표시된 방향으로 늘려
  체간의 측면 근육을 이완시켜 준다. (3~5회 반복)

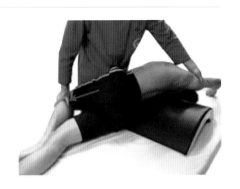

09 technique

LOCATION:

늑간근(intercostals)

POSITION:

옆으로 누워서

PROCEDURE:

① 손가락 전체를 이용하여 늑간의 사이를 서서히 늘려준다. (5~7회 반복)

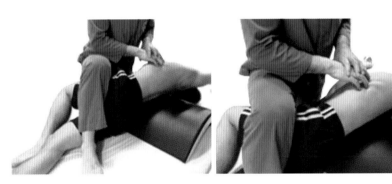

10 technique

LOCATION:

광배근(latissimus dorsi), 내복사근(internal oblique),
외복사근(external oblique).

POSITION:

옆으로 누워서

PROCEDURE:

근육을 움켜쥐듯이 압박한다. (5~7회 반복)

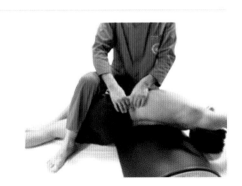

척추측만증에 도움이 되는 운동

척추측만증은 만성적인 편측성 자세, 디스크 질환 및 골반 불균형에 따른 보상 작용에 의해 발생하기 때문에 체간의 좌우 균형과 수직 정렬을 개선시켜 줄 수 있는 운동을 하는 것이 좋다.

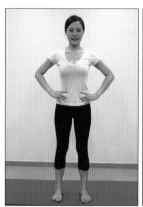 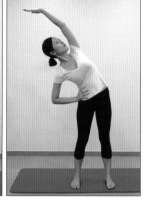

1. 옆구리 늘리기

발을 어깨 넓이로 벌리고 서서 그림과 같이 팔을 쭉 뻗어주면서 상체를 측면으로 굴곡시켜 준다. 이때 시선은 천장을 바라본다. (10초 유지/3회 반복)

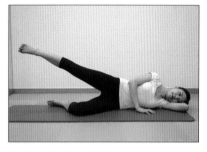

2. 다리 옆으로 들어올리기

옆으로 누워 위쪽에 위치한 다리를 들어올린다. 이때 골반이 뒤로 넘어가지 않도록 아랫배에 힘을 주고 주의해서 한다. (10초 유지/7회 반복/2세트)

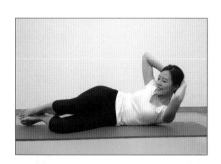

3. 옆으로 누워 상체 일으키기

옆으로 누워 두 손을 깍지 껴 뒤통수에 가져다 대고 상체를 천천히 일으킨다. 이때 시선은 발끝을 바라보고 호흡은 자연스럽게 유지한다. (5초 유지/7회 반복/2세트)

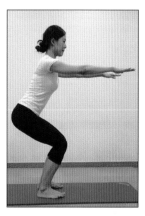

4. 하프 스쿼트

발을 어깨 넓이로 벌리고 서서 두 팔을 앞으로 뻗은 다음 무릎을 구부려 준다. 이때 무릎이 발끝보다 앞으로 나가지 않도록 주의해서 한다. (5초 유지/7회 반복/2세트)

7 퇴행성 디스크
Degenerative disc disease

■ 적용

- 감소된 ROM(Range of motion)
- 바르지 못한 자세
- 좌상(Strain)
- 허리 경련

■ 금기사항

- 신장염이 있는 경우
- 심한 복통을 동반한 환자
- 각약증(다리를 쓰지 못하고 앉아 있거나 다리를 움직이지 못하는 일반적인 상태)
- 부종이 있을 경우

01 technique

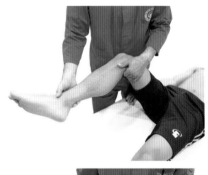

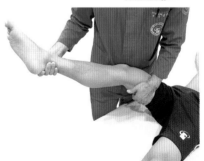

LOCATION:

슬괵근(Hamstrings), 비복근(Gastrocnemius), 가자미근(Soleus)

POSITION:

누워서

PROCEDURE:

① 환자의 다리를 살짝 들어 슬관절을 굴곡시킨 상태에서 한 손으로 환자의 발목을 감싸 잡고 한 손은 환자의 슬괵근을 감싼다.
② 비복근과 가자미근을 동시에 압박해주며 슬관절을 신전시킨다.
③ 환자의 슬관절을 서서히 신전시키면서 슬괵근의 정지부에서부터 기시부까지 압박해준다.

Tip. 환자의 슬관절이 굴곡된 상태에서 다리를 거상해야 한다. 만일, 슬관절이 신전된 상태에서 거상을 한다면 통증 유발의 위험이 있다.

02 technique

LOCATION:

흉추(Thoracic spine), 요추(Lumbar spine)의 후방 근육

POSITION:

엎드려서

PROCEDURE:

① 척추를 중심으로 양쪽에 위치한 근육을 그림과 같이 양손바닥을 이용해 지그시 눌러준다. (5~7회 반복)

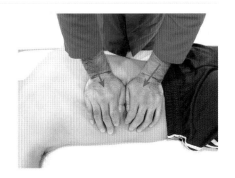

03 technique

LOCATION:

요추(Lumbar vertebrae)

POSITION:

누워서

PROCEDURE:

① 그림과 같이 환자를 바로 눕혀 두 손을 모아 가슴에 위치하게 한 다음 환자의 양 무릎을 모아 굴곡시켜 환자의 정강이가 시술자의 가슴에 닿도록 밀착시킨다.

② 시술자의 체중을 이용하여 환자의 무릎을 눌러주며 요추간 사이를 압박해준다(부드러운 견인력을 요구할 때).

③ 요추 하부에 주먹을 쥐고 고정하여 마찬가지로 시술자의 체중을 이용하며 극돌기 사이를 벌려준다(강한 견인력을 요구할 때). (3~5회 반복)

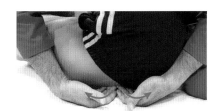

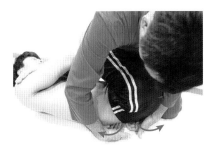

04 technique

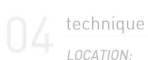

LOCATION:

후상장골극(Posterior superior iliac spine; PSIS)

POSITION:

누워서

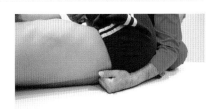

① 환자를 바로 눕힌 다음 환자의 슬관절을 굴곡시켜 시술자의 가슴에 밀착시킨다.
② 그림과 같이 시술자의 주먹을 환자의 후상장골극에 고정시키고 체중을 이용하여 눌러준다.
(3~5회 반복)

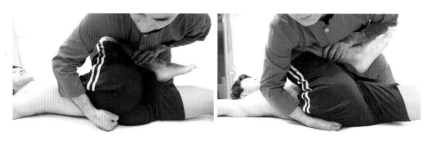

Tip. 천장관절의 부정열을 교정
하는데 효과적인 방법이다.

05 technique

LOCATION:

요방형근(Quadratus lumborum)

POSITION:

엎드려서

PROCEDURE:

손가락을 이용하여 요방형근을 주무르듯이 마사지해준다.

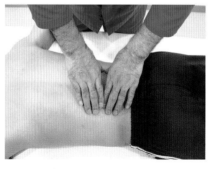
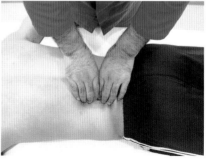

06 technique

LOCATION:

요추(Lumbar vertebrae), 천추(Sacrum)

POSITION:

엎드려서

PROCEDURE:

① 그림과 같이 양손 엄지를 이용해 극돌기 사이를 압박하여 이완시켜준다. (5~7회 반복)

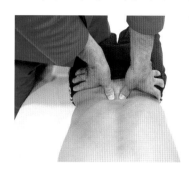 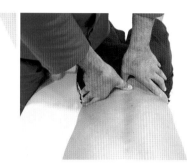

07 technique

LOCATION:

척추기립근(Erector spinae)

POSITION:

엎드려서

PROCEDURE:

팔꿈치를 이용하여 서서히 횡돌기 주변을 압박해준다.
(5~7회 반복)

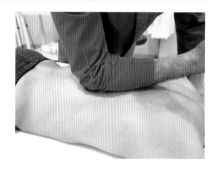

08 technique

LOCATION:

요추(Lumbar vertebrae)

POSITION:

엎드려서

PROCEDURE:

① 그림과 같이 엄지를 이용해 요추 횡돌기를 전방으로 밀
어주면서 동시에 환자의 다리는 후방으로 신전시켜준
다. (3~5회 반복)

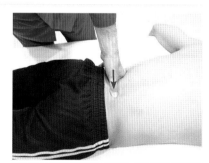

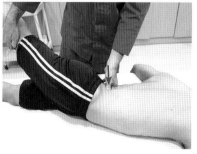

technique

LOCATION:

요추(Lumbar vertebrae)

POSITION:

앉아서

PROCEDURE:

① 환자의 시술자는 양쪽 발가락을 이용하여 횡돌기를
   압박해준다. 이때 환자가 앞으로 밀리지 않도록 주의
   한다. (5~7회 반복)

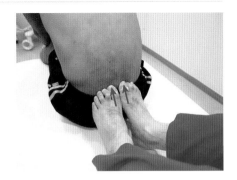

technique

LOCATION:

요추(Lumbar vertebrae)

POSITION:

앉아서

PROCEDURE:

① 환자는 허리를 곧게 펴고 두 손을 머리 뒤로 해 깍지를 낀다.
② 시술자의 무릎을 환자의 요추에 고정한 다음 환자의 상체를 후방으로 천천히 당겨준다.
   (3~5회 반복)

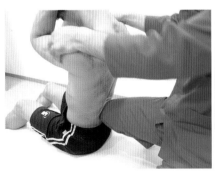 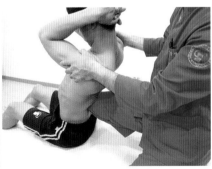

퇴행성 디스크에 도움이 되는 운동

퇴행성 디스크는 노화에 의해 디스크 및 척추의 모양이 변형되고 두께가 얇아져 중력이나 체중 등과 같은 부하에 의해 큰 스트레스를 받는다. 따라서 이러한 부하를 분산시켜 줄 수 있도록 척추를 중심으로 한 근육을 강화시키고, 관절의 가동성을 향상시켜 줄 수 있는 운동을 하는 것이 좋다.

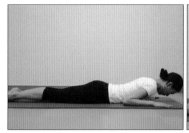
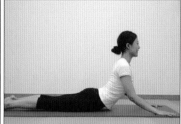

1. 엎드려 상체 일으키기

엎드려서 양손으로 바닥을 짚고 상체를 서서히 일으킨다. 이때 시선은 정면을 바라본다.
(10초 유지, 3회 반복)

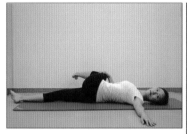
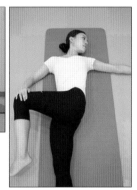

2. 요방형근 스트레칭

바르게 누워 숨을 들이마시고 내쉬면서 그림과 같이 한쪽 다리를 옆으로 넘겨준다. 이때 시선과 다리의 방향을 서로 반대가 되도록 하고 어깨는 바닥에서 들리지 않도록 밀착시킨다.
(10초 유지, 3회 반복)

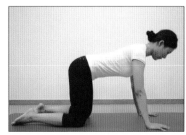
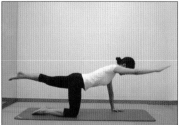
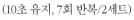

3. 팔다리 들어 버티기

양손과 무릎으로 바닥을 짚고 왼쪽 다리와 오른쪽 팔을 쭉 뻗어 들어올린다. 이때 아랫배에 힘을 주어 허리가 처지지 않도록 한다.
(10초 유지, 7회 반복/2세트)

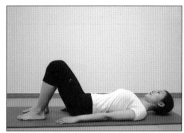
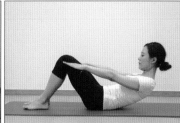

4. 상체 들어 버티기

무릎을 세우고 누워 팔을 앞으로 뻗어 주면서 등이 바닥에서 들릴 정도로만 상체를 들어 올린다. 이때 호흡은 멈추지 말고 자연스럽게 유지하도록 한다.
(10초 유지, 7회 반복/2세트)

8 이상근 증후군
Piriformis syndrome

■ 적용
- 둔부 방사통
- 햄스트링 방사통
- 요통
- 근 경련

■ 금기사항
- 경추 디스크 부종
- 급성 외상(Acute trauma)
- 감각이 없거나 저릴 경우
- 하지정맥류
- 환측 다리의 움직임이 손실되었을 경우

01 technique

LOCATION:

슬괵근(Hamstrings)

POSITION:

누워서

PROCEDURE:

① 환자의 족저부를 시술자의 복부에 고정한 다음 양손 엄지를 이용하여 슬괵근을 지그시 눌러준
   다. (5~7회 반복)

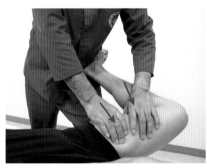 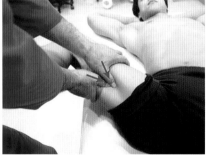

02 technique

LOCATION:
대퇴사두근(Quadriceps)

POSITION:
누워서

PROCEDURE:
① 환자의 족저부를 시술자의 대퇴부 위에 고정한다.
② 양쪽 2, 3, 4, 5번 손가락으로 대퇴사두근을 지그시 눌러준다. (5~7회 반복)

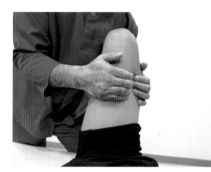 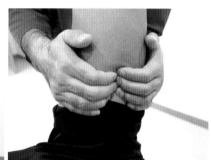

03 technique

LOCATION:
대퇴사두근(Quadriceps)

POSITION:
엎드려서

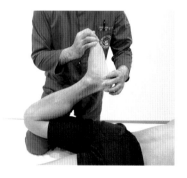

PROCEDURE:
① 환자를 엎드리게 한 다음 환자의 무릎 위 대퇴부위가
   시술자의 대퇴부 위에 닿도록 환자의 다리를 들어 올
   려놓는다.
② 환자의 슬관절을 천천히 최대한으로 굴곡시켜 대퇴사두근을 스트레칭시킨다.
   (10초 유지, 3회 반복)

04 technique

LOCATION:

슬괵근(Hamstrings), 비복근(Gastrocnemius), 가자미근(Soleus)

POSITION:

엎드려서

PROCEDURE:

① 양손바닥을 이용해 대퇴이두근과 반건양근, 반막양근을 지그시 눌러준다.

② 이와 같은 방법으로 비복근을 양손바닥으로 압박한다. (5~7회 반복)

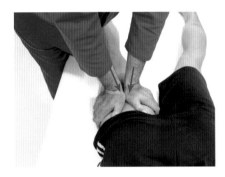 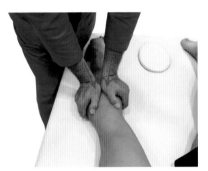

05 technique

LOCATION:

반건양근(Semitendinosus),

반막양근(Semimembranosus)

POSITION:

엎드려서

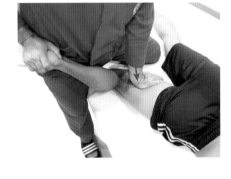

PROCEDURE:

① 환자의 슬관절을 굴곡시킨 다음 대퇴부를 내회전시
킨다.

② 손바닥을 이용해 대퇴부 내측을 압박하며 부드럽게 마사지한다. (5~7회 반복)

06 technique

LOCATION:

슬괵근(Hamstrings), 장경인대(Iliotibial band)

POSITION:

엎드려서

PROCEDURE:

① 슬관절을 굴곡시킨 다음 대퇴부를 외회전시킨다.

② 손바닥을 이용해 대퇴부 외측을 압박하며 부드럽게 마사지한다. (5~7회 반복)

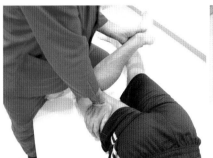 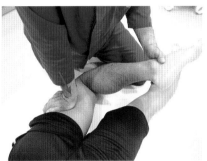

07 technique

LOCATION:

중둔근(Gluteus medius), 소둔근(Gluteus medius)의 대전자 부착부

POSITION:

누워서

PROCEDURE:

① 환자의 대퇴를 양손으로 감싸 잡고 양쪽 2, 3, 4, 5번 손가락을 대전자 후부에 댄다.

② 양손 끝에 힘을 주어 엉덩이를 들어 올리듯이 압박해준다. (3~5회 반복)

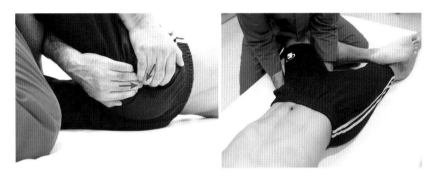

08 technique

LOCATION:

소둔근(Gluteus medius)

POSITION:

엎드려서

Tip. 고관절의 움직임을 주면서 마사지를 하면 소둔근과 이상근의 긴장을 더욱 효과적으로 완화시킬 수 있고, 좌골신경의 흐름을 원활하게 해줄 수 있다.

PROCEDURE:

① 환자의 슬관절을 굴곡시킨 다음 손바닥을 이용해 둔부 근육을 압박하면서 고관절을 외회전
시켜 준다.

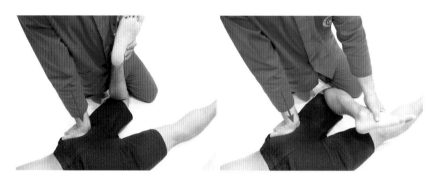

09 technique

LOCATION:

이상근(Piriformis)

POSITION:

엎드려서

PROCEDURE:

① 환자의 슬관절은 굴곡시키고 고관절은 외회전시킨 다
음 팔꿈치를 이용해 이상근을 지그시 눌러준다.
(5~7회 반복)

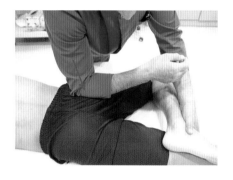

10 technique

LOCATION:

비복근(Gastrocnemius)

POSITION:

엎드려서

PROCEDURE:

① 환자의 슬관절을 굴곡시켜 경골이 시술자의 대퇴부에
닿도록 고정시킨 다음 다섯 손가락을 이용해 비복근
을 주물러준다.
② 이때, 족관절을 저측/배측 굴곡시키면서 압박해주면
더욱 효과적으로 비복근을 이완시킬 수 있다.
(5~7회 반복)

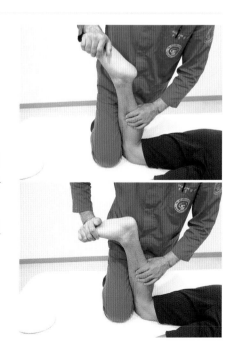

이상근증후군에 도움이 되는 운동

이상근의 단축은 좌골 신경을 더욱 압박해 통증을 증가시킬 수 있으므로 이상근 및 햄스트링 근육을 이 완시켜 주고 근력을 강화시켜 주는 운동을 하는 것이 좋다.

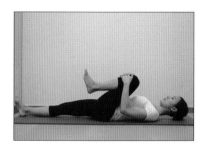

1. 대둔근 스트레칭

두 다리를 펴고 바르게 누워 한쪽 다리 만 무릎을 감싸 잡고 가슴 쪽으로 끌어 당겨준다. 이때 반대쪽 다리는 들리지 않도록 바닥에 밀착시킨다.
(10초 유지, 3회 반복)

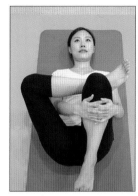

2. 이상근 스트레칭

그림과 같이 다리를 4자 형태로 한 다음 무릎을 감싸 잡고 몸 쪽으 로 끌어당긴다. (10초 유지, 3회 반복)

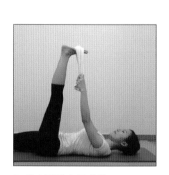

3. 햄스트링 스트레칭

다리를 쭉 펴고 누워 스트레칭 하고자 하는 다리 발바닥에 수 건을 걸고 무릎을 쭉 펴 다리 를 들어올려준다. 이때 허리에 통증이 있는 사람은 반대쪽 무 릎을 구부려 세우고 다리를 들 어올리는 각도를 조절하여 실 시하도록 한다.
(10초 유지, 3회 반복)

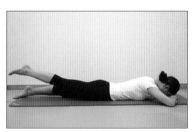

4. 엎드려 다리 들어올리기

엎드려서 무릎을 쭉 펴고 다리를 들어 올려준다. 이때 허리가 과신전되지 않 을 정도로만 다리를 들어올리도록 한 다. (10초 유지/10회 반복/2세트)

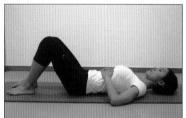

5. 허리로 바닥 누르기

무릎을 세우고 누워 아랫배에 힘을 주 어 허리가 바닥에 완전히 밀착되도록 한다. 이때 호흡은 멈추지 말고 자연 스럽게 유지하도록 한다.
(10초 유지/ 20회 반복)

9 슬개대퇴동통 증후군
atellofemoral pain syndrome

■ 적용

- 무릎 통증
- 감소된 ROM(Range of motion)
- 빈번한 근 경련
- 대퇴사두근 강직

■ 금기사항

- 급성 외상(Acute trauma)
- 급성 무릎 인대 염좌
- 아물지 않은 손상
- 하지정맥류
- 말초혈관질환(Peripheral vascular disease)

01 technique

LOCATION:
슬개하 지방대(Infrapatellar fat pad)

POSITION:
누워서

PROCEDURE:
슬개골 지방대를 가볍게 잡고 아래위로 움직이면서 마사지한다. (5~7회 반복)

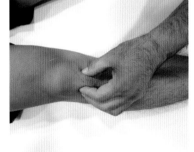
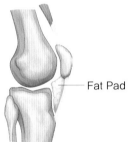

Fat Pad

02 technique

LOCATION:
슬개건

POSITION:
누워서

PROCEDURE:
① 양손을 이용해 슬관절을 약간 굴곡시키면서 엄지로 슬개건을 압박해준다.
   (5~7회 반복)

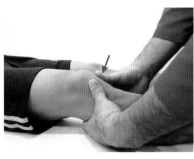
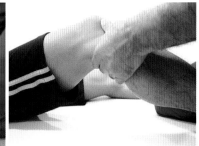

03 technique

LOCATION:
슬개건

POSITION:
누워서

PROCEDURE:
① 환자의 슬관절을 굴곡시켜 시술자의 대퇴부 위에 올려 놓는다.
② 시술자의 한쪽 손으로는 발목을 잡고 반대쪽 손은 슬개건에 가져다 댄다.
③ 환자의 슬관절을 굴곡·신전시키면서 엄지와 2번 손가락을 이용해 슬개건을 압박해준다.   (5~7회 반복)

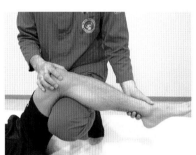
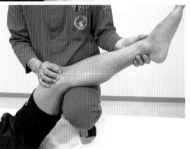

04 technique

LOCATION:
슬개건

POSITION:
누워서

PROCEDURE:
① 환자의 슬개하부를 'V' 자로 잡은 다음 고관절을 외회전시킨다.
② 슬개골 하부를 압박하며 슬관절의 굴곡과 신전 동작을 반복한다. (5~7회 반복)

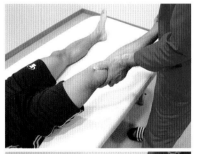
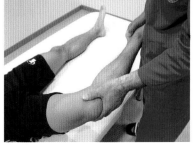

05 technique

LOCATION:
슬개건

POSITION:
엎드려서

PROCEDURE:
① 환자의 슬관절을 굴곡시킨 다음 시술자의 손바닥으로
환자의 슬개골을 감싸고, 엄지와 시지손가락을 이용
하여 슬개건을 압박한다.
② 슬개건을 압박하며 슬관절을 신전시키거나 굴곡시키
는 동작을 함께 한다. (5~7회 반복)

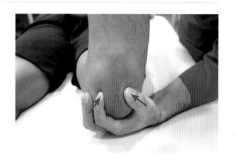
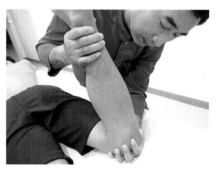

 Tip. 슬개건을 이완하며 슬개골의 움직임을 원활하게
해주는 방법으로 동작을 할 때마다 압박한 손가락을
떼어서 스트레스를 줄여준다.

06 technique

LOCATION:
슬관절

POSITION:
손바닥과 무릎 대고 엎드려서

PROCEDURE:
① 환자가 손바닥과 무릎을 대고 엎드리도록 한다.
② 슬개건을 압박하며 슬관절을 신전시키거나 굴곡시키는 동작을 함께 한다. (5~7회 반복)

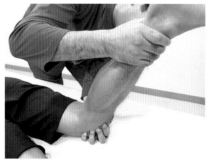
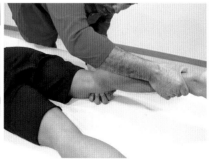

슬개대퇴동통증후군에 도움이 되는 운동

슬개대퇴동통증후군의 경우 대퇴부 근육의 근기능 저하로 인한 하지의 부정렬이 있는 여성들에게서 주로 많이 발생된다. 따라서 대퇴사두근의 근력을 강화시켜 주고 하지관절의 유연성 및 부정렬을 개선시켜 줄 수 있는 운동을 하는 것이 좋다.

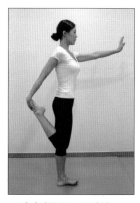

1. 대퇴사두근 스트레칭

선 채로 스트레칭하고자 하는 다리를 굴곡시켜 뒤로 당겨준다. (10초 유지, 3회 반복)

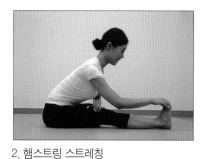

2. 햄스트링 스트레칭

무릎을 쭉 펴고 앉아 한손으로는 무릎이 구부러지지 않도록 고정하고 반대손으로 발끝을 잡고 천천히 상체를 숙인다. 이때 시선은 발끝을 보도록 한다. (10초 유지, 3회 반복)

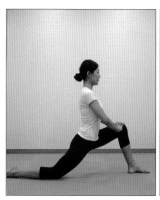
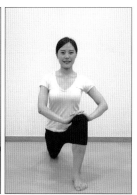

3. 장요근 스트레칭

스트레칭 하고자 하는 쪽의 무릎이 바닥에 닿도록 한 다음 체중을 앞으로 이동시켜 스트레칭 해준다. 이때 중심을 잡는 다리는 슬관절이 90° 이상 굴곡되지 않도록 주의한다. (10초 유지, 3회 반복)

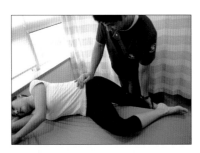

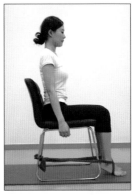
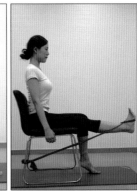

4. 장경인대 스트레칭

스트레칭하고자 하는 다리가 위로 가
게 옆으로 누운 다음 한손은 골반을 고
정시키고 반대손으로 대퇴를 잡아 아
래쪽으로 당겨준다.
(10초 유지, 3회 반복)

5. 대퇴사두근 강화 운동

의자에 밴드를 걸고 앉아 슬관절을 천천히 신전시켜
준다. 이때 대퇴사두근이 더욱 강하게 수축되도록 발
끝을 몸 쪽으로 당긴 상태에서 실시하도록 한다. (10
회/2세트)

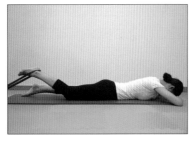
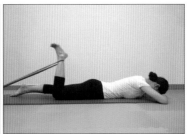

6. 햄스트링 강화 운동

엎드려서 밴드를 발목에 걸고 천천히 슬관절을 굴곡시켜 준다.
(10회/2세트)

10 거골하관절염
Subtalar arthritis

■ **적용**

- 좌상(Strain)
- 감소된 ROM(Range of motion)
- 무릎 통증
- 근육 강직

■ **금기사항**

- 급성 부상
- 부종이 있을 경우
- 염좌(Sprain)
- 하지정맥류

01 technique

LOCATION:

거골하관절(Subtalar joint)

POSITION:

누워서

PROCEDURE:

① 종골에 손바닥을 올리고 가볍게 감싸준다.

② 반대쪽 손으로 발등을 감싸고 고정한다.

③ 거골하관절의 간격을 늘려주기 위해 서서히 견인해 준다. (5~7회 반복)

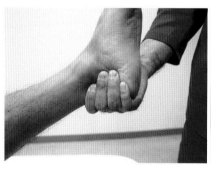 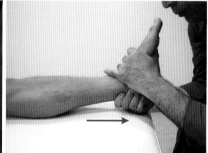

 Tip. 관절 부담을 줄이기 위해서 앞선 동작과 반대 방향(환자의 몸통 방향)으로 가볍게 밀어준다.

02 technique

LOCATION:

거골하관절(Subtalar joint)

POSITION:

누워서

PROCEDURE:

① 그림과 같이 환자의 발목을 감싸 잡고 거골하관절을 압박해준다.

② 거골하관절을 압박하는 동시에 반대쪽 손으로 환자의 발목을 저측굴곡시킨다.

③ 저측굴곡이 끝나면 매회 손을 떼어준다. (5~7회 반복)

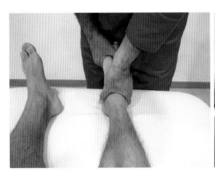 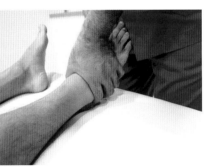

03 technique

LOCATION:

상신근인대(superior extensor retinaculum)

POSITION:

누워서

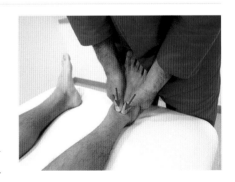

PROCEDURE:

① 환자의 발목을 감싸 잡고 양손 엄지를 이용해 상신근 인대를 지그시 눌러준다. 이때 환자의 발목에 배측굴 곡 움직임을 주면서 마사지해준다.
(5~7회 반복)

04 technique

LOCATION:

외과(Lateral malleolus) 하부

POSITION:

누워서

PROCEDURE:

① 환자의 발을 감싸 잡고 양손 엄지를 이용해 발목에 약간의 외번 움직임을 주면서 외측 복사뼈 아래 부위를 지그시 눌러준다. (5~7회 반복)

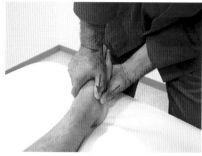 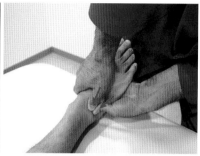

05 technique

LOCATION:

내과(Medial malleolus)

POSITION:

누워서

PROCEDURE:

① 환자의 발을 감싸 잡고 양손 엄지를 이용해 발목에 약간의 내번 움직임을 주면서 내측 복사뼈 아래 부위를 지그시 눌러준다. (5~7회 반복)

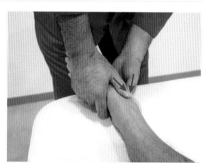

 Tip. 마사지 시 압력을 주고 엄지를 완전히 떼었다가 다시 압력을 가해야 마사지 효과를 증가시킬 수 있다.

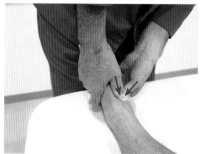

technique

LOCATION:

거골(Talus)

POSITION:

누워서

PROCEDURE:

① 엄지로 거골 앞쪽을 고정시킨다.

② 반대쪽 손으로 환자의 발목을 내·외번시켜주면서 압박한다.

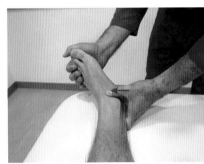 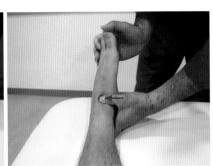

technique

LOCATION:

거골하관절(Subtalar joint)

POSITION:

엎드려서

PROCEDURE:

① 한쪽 손으로는 뒤꿈치를 잡고 반대쪽 손은 발목을 감싼다.

② 시술자의 몸 쪽으로 다리를 잡아당겼다가 놓는다. (5~7회 반복)

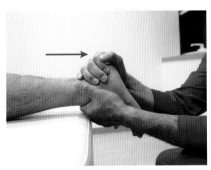 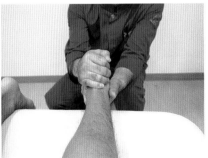

08 technique

LOCATION:

거골하관절(Subtalar joint)

POSITION:

엎드려서

PROCEDURE:

① 환자를 엎드리게 한 다음 수건이나 베개 위에 환자의 발목을 올려놓고 그림과 같이 한쪽 손으로
는 환자의 대퇴부위를 고정시키고 반대 손으로는 종골을 감싸 잡는다.

② 아킬레스건을 압박하면서 거골하관절을 전방으로 밀어준다. (5~7회 반복)

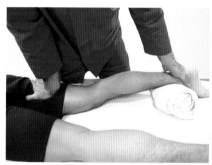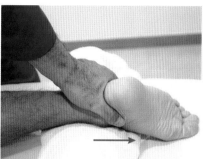

09 technique

LOCATION:

거골하관절(Subtalar joint)

POSITION:

엎드려서

PROCEDURE:

① 한쪽 손으로는 발목을 움켜쥐듯이 잡고 거골하관절을 압박해주면서 동시에 반대쪽 손으로는
저측굴곡시킨다. (5~7회 반복)

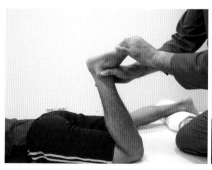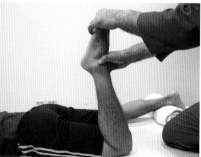

거골하관절염에 도움이 되는 운동

거골하관절염은 거골하관절이 불안정할 경우 쉽게 발생될 수 있다. 따라서 거골하관절의 움직임을 원활히 해줄 수 있는 가동화 운동과 관절의 안정화에 도움이 되는 밸런스 운동 및 강화 운동을 해주는 것이 좋다.

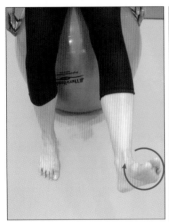
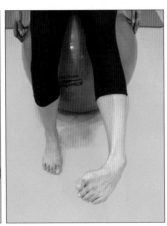

1. 발목 돌리기

공이나 의자에 앉아 한발을 들어올려 크게 원을 그리 듯 발목을 천천히 돌려준다.
(10회 반복/2세트)

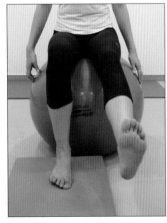
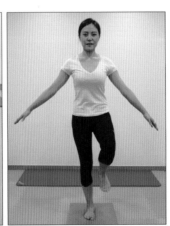

2. 중심잡기

의자나 짐볼에 앉아 매트(또는 방석) 위에 발을 얹고 한발을 들어 중심 잡기를 한다. 재활 초기에는 발목에 체중이 실려 무리가 되는 것을 방지하기 위해 앉아서 실시하고 통증이 감소되면 서서 실시하도록 한다.
(10초 유지/10회 반복)

3. 발목근육 강화운동

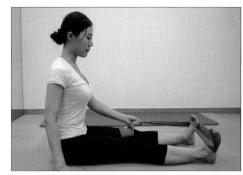 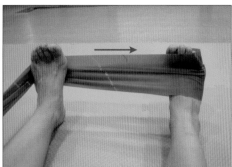

밴드를 발에 걸고 발을 바깥쪽으로 밀어준다. (10회 반복/ 2세트)

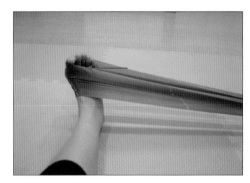

밴드를 발에 걸고 발을 안쪽으로 당겨준다. (10회 반복/2세트)

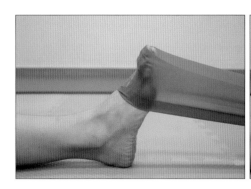 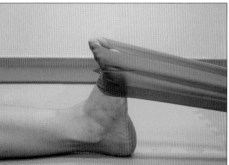

밴드를 발등에 걸고 몸 쪽을 향해 당겨준다. (10회 반복/2세트)

11 아킬레스건염
Achilles tendinitis

■ 적용
- 좌상(Strain)
- 무릎 통증
- 감소된 ROM(Range of motion)
- 근육 강직

■ 금기사항
- 급성 부상
- 부종이 있을 경우
- 염좌(Sprain)
- 하지정맥류

01 technique

LOCATION:
아킬레스건(Achilles tendon)

POSITION:
엎드려서

PROCEDURE:
① 엄지와 시지손가락으로 아킬레스건의 정지부를 잡는다.
② 아킬레스건이 단축될 때 마사지해주는 것이 중요하므로, 족관절을 저측굴곡시켜주면서 아킬레스건을 압박해준다. (5~7회 반복)

 Tip. 아킬레스건이 스트레스를 받지 않도록 매회 반복할 때마다 손가락을 떼어준다.

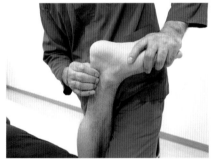
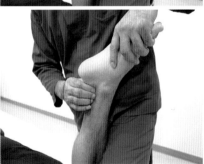

02 technique

LOCATION:
가자미근(Soleus)

POSITION:
엎드려서

PROCEDURE:

① 환자의 발을 시술자의 대퇴부 위에 올려놓는다.

② 시술자의 양손 엄지를 이용해 가자미근 기시부에서 비골후방까지 가볍게 압박하며 밀어주듯이 마사지한다. (5~7회 반복)

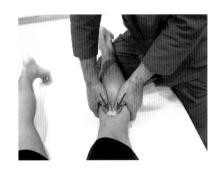

03 technique

LOCATION:

비복근(Gastrocnemius)

POSITION:

엎드려서

PROCEDURE:

① 환자의 발을 시술자의 대퇴부에 올려놓는다.

② 비복근의 내·외측을 각각 마사지해준다. (3~5회 반복)

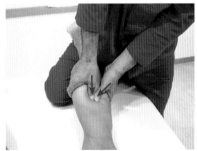

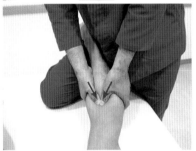

04 technique

LOCATION:

아킬레스건(Achilles tendon) 상부

POSITION:

엎드려서

PROCEDURE:

① 환자의 발이 움직이지 않도록 고정한다.

② 손가락을 'V'자로 만들어 아킬레스건에서부터 근육을 따라 슬관절 후방까지 마사지해준다. (3~5회 반복)

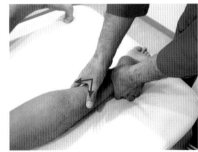

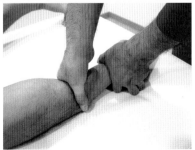

technique

LOCATION:

비복근(Gastrocnemius)의 내측

POSITION:

엎드려서

PROCEDURE:

① 환자의 하지가 움직이지 않도록 고정시킨다.

② 비복근의 내·외측을 지그시 눌러 마사지해준다. (5~7회 반복)

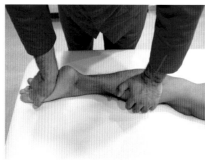 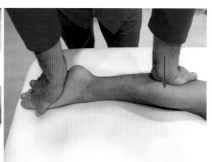

06 technique

LOCATION:

아킬레스건(Achilles tendon), 비복근(Gastrocnemius), 가자미근(Soleus)의 부착부

POSITION:

엎드려서

PROCEDURE:

① 환자를 엎드리게 한 다음 슬관절을 굴곡시키고 시술자의 한손으로 환자의 발끝을 잡아 고정한다.

② 반대쪽 손가락을 'V' 자로 만들어 아킬레스건과 비복근 및 가자미근의 부착 부위를 압박하였다가 이완시켜 준다. (5~7회 반복)

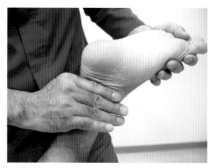 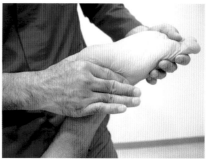

아킬레스건염에 도움이 되는 운동

아킬레스건은 혈액공급이 원활하지 않아 회복하는데 오랜 시간이 걸린다. 그러므로 비복근 및 가자미근과 같은 하퇴 근육의 이완을 통해 혈액공급에 도움이 될 수 있도록 하는 것이 좋다.

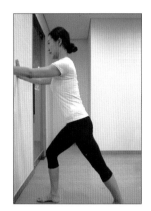

1. 비복근 스트레칭

벽을 짚고 서서 다리를 전,후로 벌린다. 중심을 잡는 무릎은 구부려주고 스트레칭하고자 하는 다리는 뒤로 쭉 뻗어준다. 이때 무릎이 구부러지지 않도록 주의한다.
(10초 유지, 3회반복)

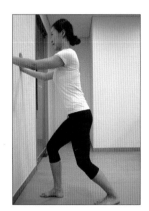

2. 가자미근 스트레칭

벽을 짚고 서서 다리를 전,후로 벌린다. 중심을 잡는 무릎은 구부려주고 스트레칭하고자 하는 다리도 뒤로 뻗어 무릎을 살짝 구부려준다. 이때 발뒤꿈치가 들리지 않도록 바닥에 밀착시킨다.
(10초 유지/3회 반복)

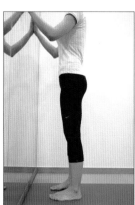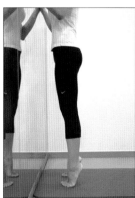

3. 발뒤꿈치 들어올리기

이 운동은 종아리 근육 강화 운동으로써 벽을 보고 서서 두 발뒤꿈치를 동시에 서서히 들어올렸다가 내려준다. (10회 반복/2세트)

12 족저근막염
Plantar fasciitis

■ 적용

- 만성적 부상
- 자고 일어나 발을 바닥에 딛고 일어서면 발뒤꿈치에 통증을 느낌
- 발바닥 아치 통증

■ 금기사항

- 하지정맥류
- 말초혈관계 질환 (Peripheral vascular disease; PVD)
- 혈전증 환자
- 임신 중일 때
- 급성 부상

01 technique

LOCATION:

종골(Calcaneus) 족저부

POSITION:

엎드려서

PROCEDURE:

① 시술자는 환자의 발등을 감싸 쥐듯이 잡는다.
② 엄지를 이용하여 종골을 2초씩 압박해준다.
(5~7회 반복)

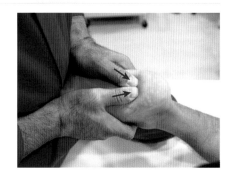

 Tip. 한번 압박한 엄지는 완전히 떼었다가 다시 압박해야 더욱 효과적으로 마사지할 수 있다.

02 technique

LOCATION:

족저방형근(Quadratus plantae)

POSITION:

엎드려서

PROCEDURE:

① 그림과 같이 양손으로 환자의 발을 잡고 엄지를 이용해 족저 방형근을 2초간 압박해준다. (5~7회 반복)

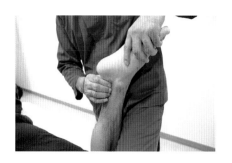

03 technique

LOCATION:

족저방형근(Quadratus plantae)과 장지굴근건(Tendons flexor digitorum longus)의 연접부

POSITION:

엎드려서

PROCEDURE:

① 시술자는 발가락 방향을 향하여 위치한다.
② 한손으로는 환자의 발가락을 모아주고 반대쪽 손의 엄지로 지그시 눌러주며 마사지해준다. (5~7회 반복)

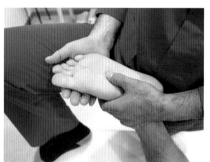

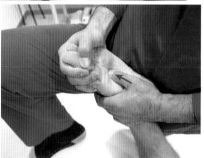

04 technique

LOCATION:

충양근(Lumbricals)

POSITION:

엎드려서

PROCEDURE:

① 시술자는 발가락 방향을 향하여 위치한다.
② 충양근 부위를 엄지손가락으로 압박하고 반대쪽 손으로는 환자의 발가락 사이를 모아준다.

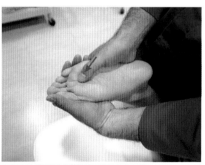

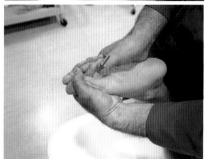

05 technique

LOCATION:

족저방형근(Quadratus plantae)

POSITION:

엎드려서

PROCEDURE:

① 양손 엄지로 족저방형근을 압박한다.
② 강한 자극을 주기 위하여 손톱 또는 손가락 끝을 이용한다. (5~7회 반복)

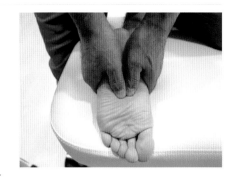

06 technique

LOCATION:

종골(Calcaneus)

POSITION:

엎드려서

PROCEDURE:

① 시술자의 대퇴부 위에 환자의 다리를 고정한다.
① 엄지를 이용하여 종골을 압박해준다.
② 2초 동안 압박하였다가 압박한 손을 떼어준다. (5~7회 반복)

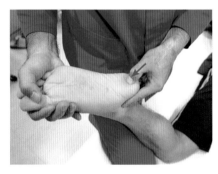

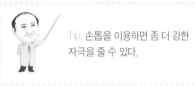

Tip. 손톱을 이용하면 좀 더 강한 자극을 줄 수 있다.

07 technique

LOCATION:

무지외전근(Abdductor hallucis)

POSITION:

엎드려서

PROCEDURE:

① 수건 또는 베개 위에 환자의 발등이 닿도록 발을 올려 놓는다.
② 양 손으로 발등을 감싼 상태에서 엄지로 지그시 눌러준다. (5~7회 반복)

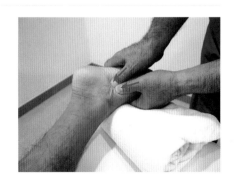

08 technique

LOCATION:
후경골근(Tibialis posterior)

POSITION:
엎드려서

PROCEDURE:
① 한쪽 손으로 환자의 발을 고정한 다음 반대쪽 손가락
   을 이용하여 주상골의 내측면을 압박해준다.
   (5~7회 반복)

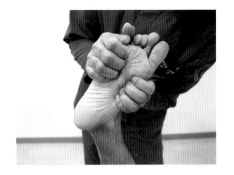

09 technique

LOCATION:
족저부 전체

POSITION:
엎드려서

PROCEDURE:
① 시술자 대퇴부 위에 환자의 발등을 올려 다리를 고정
   시킨다.
② 팔꿈치를 이용하여 환자의 족저부를 압박해준다.
   (5~7회 반복)

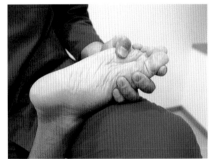
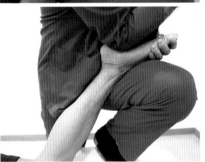

10 technique

LOCATION:
아킬레스건(Achilles tendon)의 종골 부착부

POSITION:
누워서

PROCEDURE:
① 환자의 발목을 내번시킨다.
② 한쪽 손으로 발끝을 잡아 고정한 후 손바닥을 이용하
   여 종골을 2초씩 압박해준다. (5~7회 반복)

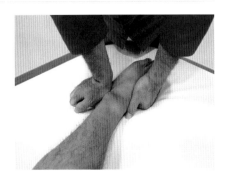

technique

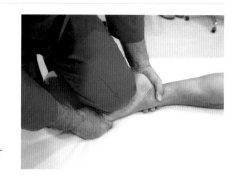

LOCATION:

족저부 전체

POSITION:

엎드려서

PROCEDURE:

① 발목 관절에 무리가 가지 않도록 한쪽 손으로 발등을
   감싸 잡고 다른 손으로는 발끝을 잡는다.
② 무릎을 이용하여 발바닥을 2초씩 압박해준다.
   (5~7회 반복)

족저근막염에 도움이 되는 운동

족저근막염 환자의 경우 통증이 주로 발뒤꿈치에 있기 때문에 걸을 때 주로 발 앞쪽에 체중을 싣고 걷게 된다. 그로 인해 종아리 근육이 더욱 긴장하게 되어 질환을 악화시킬 수 있다. 따라서 족저근막염 완화를 위해서는 종아리 근육을 이완시켜주고 늘어진 발바닥 근육을 강화시켜주는 것이 좋다.

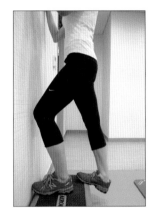

1. 종아리 스트레칭
발끝부터 발바닥 중앙까지만 바닥에 닿도록 걸쳐 서서 발뒤꿈치를 서서히 내려준다. 이때 무릎은 쭉 펴도록 한다. (10초 유지/3회 반복)

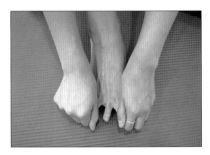

2. 발가락 벌리기
앉아서 손으로 발가락 사이사이를 좌,우/전,후로 벌려준다.

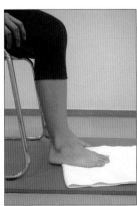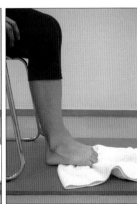

3. 수건 끌어당기기
이 운동은 족저근육을 강화시켜주는 운동으로써 그림과 같이 발뒤꿈치는 바닥에 대고 발바닥이 수건에 닿도록 수건을 밟고 발가락으로 수건을 끌어당겨준다. (20회)

참고문헌

- 송미연(2010). 바디워크, 군자출판사.

- 심재훈, 이주상, 윤성의 역(2006). 근골격 해부학, 군자출판사.

- 엄기매, 박성영, 양윤권, 이재남, 이봉근(2009). 실전 마사지테라피, 군자출판사.

- 이주상, 박시복 역(2009). 근막통증 해부학, 군자출판사.

- 정희원(2011). 근육학 기초이론, KMFC 출판사.

- 정진우(2012). 그림으로 보는 근골격 해부학, 대학서림.

- 정진우 역(1996). 척추와 사지의 검진, 대학서림.

- 조성연, 이원재, 김용수, 손진수, 배영대(2011). 운동재활치료 상, 대경북스.

- 조성연, 이원재, 김용수, 손진수, 배영대(2011). 운동재활치료 하, 대경북스.

- 허진강(2005). 심부조직 마사지, 군자출판사.

- Cook Chad(2007). Orthopedic Manual Therapy, Prentice Hall.

- D´Amico, J. C, & Rubin, M. (1986). The influence of foot orthoses on the quadriceps angle. Journal of the American Podiatric Medical Association, 76, 337-340.

- Fernandez, Enrique Fabian. (2007). Deep Tissue Massage Treatment (Paperback). Elsevier Science Health Science div.

- Huberiti, H. H., & Hayes, W. C.(1984). Patellofemoral contact pressures. Journal of bone and join tsurgery, 66A, 715-724.

- Kettelkamp, D. B.(1981). Current concepts review: Management of parella malaligament. Journal Bone Joint Surgery 〔Am〕, 63, 1344-1347.

- Riggs, A. (2007). Deep tissue massage: a visual guide to techniques. North Atlantic Books.

심부조직 마사지의 질환별 적용

The Application of Deep Tissue Massage by Type of Disease

첫째판 1쇄 인쇄 | 2014년 6월 2일
첫째판 1쇄 발행 | 2014년 6월 10일

지 은 이   조성연, 강선구, 강경희, 최연주
발 행 인   장주연
출 판 기 획   오제훈
편집디자인   권선미
표지디자인   전선아
일 러 스 트   군자일러스트

발 행 처   군자출판사
　　　　　　등록 제 4-139호(1991. 6. 24)
　　　　　　본사 (110-717) 서울특별시 종로구 창경궁로 117(인의동) 동원회관 BD 6층
　　　　　　전화 (02) 762-9194/5　　　팩스 (02) 764-0209
　　　　　　홈페이지 | www.koonja.co.kr

ISBN 978-89-6278-890-7
정가 25,000원